AF453360

HYGIÈNE DE L'ENFANCE

HYGIÈNE DE L'ENFANCE

SOINS AUX NOUVEAU-NÉS

ALLAITEMENT — CHOIX DES NOURRICES

MALADIES DE LA PREMIÈRE ENFANCE

par

Le Dr HAYÈS

Prix : **25** centimes

PARIS

LIBRAIRIE DES PUBLICATIONS MODERNES

10, rue de la Grange-Batelière, 10

1891

HYGIÈNE DE L'ENFANCE

On donne le nom de première enfance à cet âge où l'enfant n'exprime pas encore sa pensée par la parole ; on peut donc considérer comme limite de cette période de l'enfance, le moment où la première dentition est achevé, c'est-à-dire l'âge de vingt mois à deux ans. C'est alors en effet, que, à moins d'arrêts de développement, l'enfant commence à s'exprimer dans un langage plus ou moins rudimentaire.

A la naissance, l'enfant pèse de 3 à 4 kilos et a 50 centimètres de long ; la tête représente le quart de la totalité du corps ; le crâne a une forme allongée que lui a communiquée son passage à travers le bassin et qu'il abandonne bientôt pour prendre une forme globulaire ou arrondie. Le cerveau, quoique rès développé, est encore très imparfait et ne suffit qu'à l'innervation des orga-nes et aux fonctions de la vie animale. La peau du corps est rouge, couverte d'un enduit sébacé plus ou moins épais et présente, sur toute sa surface, un duvet d'une finesse excessive. Le corps est re-croquevillé sur lui-même, les cuisses sont à demi fléchies sur le bassin et les jambes à demi fléchies sur les cuisses, le ventre est large, le bassin très petit. A mesure que l'enfant grandit, toutes ces disproportions s'effacent ; les membres inférieurs et le bassin, destinés à soute-nir le tronc dans la marche et la station, se développent, l'intelligence apparaît, les pensées s'élaborent, un commence-ment de raisonnement se montre. En général, vers le septième mois, et rare-ment après le douzième, les premières dents apparaissent, les os se consoli-dent, leurs extrémités, d'abord cartila-gineuses, finissent par s'ossifier, ainsi que certaines sutures des os, jusqu'alors membraneuses ; l'enfant grandit rapide-ment, mais sa croissance diminue de vi-tesse à mesure qu'il approche de l'âge où elle est complète : l'âge adulte.

Je reviens au premier âge : l'enfant

est né ; il a reçu de l'accoucheur les soins habituels, il a été frotté avec de l'huile pour enlever la matière sébacée, il a été essuyé, plongé dans un bain d'eau tiède (le bain froid étant une manœuvre dangereuse qui expose le petit être à des accidents congestifs qui peuvent mettre immédiatement sa vie en danger), comment va-t-on l'habiller ?

Habillement du nouveau-né

En France, on a coutume de vêtir le nouveau-né comme il suit : sa tête est recouverte d'un bonnet de toile douce, recouvert du béguin ; le béguin doit être très lâche et attaché sous le menton par des cordons peu serrés. J'attire ici l'attention sur cette mauvaise habitude qu'ont les nourrices de certaines provinces, en Normandie, par exemple, de serrer le crâne de l'enfant comme dans un étau, avec des coiffes qui, à la longue, déforment la tête et finissent par entraver le développement du cerveau et par conséquent de l'intelligence. Je ne saurais donc trop réagir contre cette façon de couvrir, même modérément, la tête de l'enfant. Le buste de l'enfant est couvert d'une petite chemise en toile, qui ne dépasse pas l'ombilic, et au-dessus de laquelle on dispose deux brassières ; ces vêtements doivent être larges et souples; on les croise sur le devant de la poitrine et par dessus on fixe le fichu. La moitié inférieure du corps est enveloppée d'une couche de toile et par-dessus la couche on passe un ou deux langes de laine : ces trois enveloppes se croisent sur le devant de la poitrine qu'on a garde de trop comprimer; cela fait, on ferme le maillot en haut avec une épingle dite de nourrice et l'extrémité inférieure du maillot est repliée sur elle-même et refermée à 15 centimètres au moins au-dessous des pieds.

Il n'est pas indifférent, ce me semble, de dire, en passant, quelques mots sur l'habillement des nouveau-nés, dans les différentes races humaines : le sujet, par l'intérêt qu'il comporte, mériterait à lui seul une longue description, mais ce serait nous écarter du but, en somme pratique, que je me suis proposé. Dans la race noire, l'enfant est complétement nu, sa mère le porte à cheval sur le dos, soutenu par un pagne, entrecroisé au-dessous des seins. Chez les Indiens, l'enfant est laissé libre de tout vêtement, il est porté de même nu dans un morceau de toile de coton ou bien il est solidement emmaillotté dans de petites pièces de bois flexibles et serré avec des lianes et lorsqu'il veut téter la mère prend tout le paquet. Chez les sauvages de l'Amérique du Nord, les nouveau-nés étaient enveloppés d'une peau de castor ou emmaillotés avec de légères lanières de peau et pour les préserver du contact des excréments, on plaçait entre leurs cuisses une gouttière d'écorce de bouleau ou une feuille de blé d'Inde. Dans les pays asiatiques plus ou moins civilisés, l'enfant reçoit une vestiture en rapport avec les exigences du climat, il est rarement emmailloté. Dans l'Annam, il porte une petite chemise qui couvre la poitrine et et les bras. Les nouveau-nés Arabes sont simplement enveloppés d'étoffe (Corre). Enfin, en Europe, deux grandes coutumes, celle que nous avons indiquée plus haut, mode française, l'autre, mode anglaise.

Dans l'une, l'enfant ne conserve que la liberté des mouvements de la tête et des bras ; il est ficelé dans un maillot qui l'emprisonne, dans l'autre, l'enfant conserve l'entière liberté de ses mouvements, le corps est recouvert de vêtements distincts et adaptés à chacune de ses parties, (chemise de toile, couches doublées de taffetas gommé, longue robe à manches, chaussons). Entre les deux systèmes, le médecin ne saurait hésiter : il doit évidemment recommander celui qui, tout en protégeant l'enfant contre toutes les chances de refroidissement, permet de l'entretenir plus aisément dans une propreté rigoureuse et laisse à la poitrine et aux membres le libre jeu de leurs mouvements. Je préfère donc à l'emmaillotement d'après la coutume française, l'habillement du nouveau-né tel qu'il est en usage en Angleterre. Il est inutile d'ajouter que l'instinct maternel apprendra aux jeunes mères qu'il faut envelopper le cou de l'enfant quand le froid est humide, qu'il faut lui couvrir la tête quand le soleil brille ou quand l'air est vif et qu'il ne faut pas se comporter comme nos voisins d'outre-Manche qui, à côté de leur emmaillotement absolument hygiénique, ont la coutume bizarre d'exposer au froid leurs enfants à demi nus. Garantissons donc nos petits enfants, couvrons-les comme il le faut, ne les exposons pas, dès leur âge le plus tendre, aux affections de la gorge, aux bronchites, aux rhumatismes ; pas d'amour-propre mal placé, mieux vaut pour nous, nous priver du plaisir de sacrifier aux modes anglaises et ne point sacrifier nos enfants ; nous aurons peut-être un peu moins de bon temps, mais à coup sûr plus de bon sens.

Du coucher de l'enfant

Pendant son sommeil l'enfant sera couché dans un berceau immobile : le mouvement qui consiste à le bercer est plutôt nuisible qu'utile. Les rideaux du lit ne doivent servir qu'à garantir l'enfant du courant d'air ; il faut les laisser toujours ouverts aux trois quarts. Les paillots seront faits de *balle d'avoine*, de *varech* ou de *feuilles de fougère*, dont l'arome est très agréable : on peut se servir d'un oreiller de plume pour l'hiver, mais pour l'été un oreiller de *crin* sera nécessaire. Une fois l'enfant dans son berceau, entouré de son maillot, on le couvre d'une couche, d'une couverture de coton ou de laine suivant la saison et la température. En hiver on peut le recouvrir d'un petit édredon. Enfin on habituera l'enfant à dormir tête nue, les bras hors du lit et le corps étendu sur le dos en ligne droite.

Du portage et de ia voiture de l'enfant

L'enfant nouveau-né est généralement porté couché sur les bras : qnand il est assez fort pour être mis sur un bras, il faut le porter tantôt sur le bras gauche, tantôt sur le bras droit : sinon, la colonne vertébrale peut prendre une direction vicieuse. Porté sur les bras, l'enfant est surveillé et égayé par sa nourrice, avantages qui n'existent pas dans la locomotion au moyen de la *voiture dite d'enfant*, malheureusement très en vogue : non seulement les enfants y sont immobiles, peu surveillés, mais encore leur système nerveux central (cerveau et moelle épinière) y est exposé à un ébranlement continuel d'autant plus dangereux que les nerfs de l'enfant sont déjà d'une susceptibilité particulière : aussi les proscrivons-nous absolument pendant les six premiers mois.

De l'exercice fait pour l'enfant

C'est généralement à la fin de la première année que l'enfant commence à marcher : à ce moment-là le mieux est de le mettre sur une natte ou un tapis, où il pourra se livrer à ses ébats sans risque de se blesser.

Disons en passant que les *charriots* et les *lisières* sont autant d'appareils dangereux, parce qu'ils favorisent souvent l'incurvation des membres inférieurs.

Nourriture. — Allaitement

Chez tous les peuples civilisés, le premier aliment du nouveau-né est le lait de sa mère. C'est seulement en Europe et dans les contrées où les mœurs sont semblables, que l'on voit la femme, parfois très robuste, confier ses enfants à une nourrice mercenaire ou lui donner un allaitement artificiel : conséquences sans doute des conditions sociales particulières, dues les unes aux difficultés de l'existence maternelle, dans les grandes villes surtout, les autres à un raffinement de civilisation, en vertu duquel la femme sacrifie à ses plaisirs et à ses fêtes tout ce qui lui reste de sentiments maternels, et cependant, détail à observer, c'est dans nos climats tempérés que la femme a le plus de lait ; les négresses des pays chauds ne peuvent allaiter successivement, comme chez nous, trois, quatre, cinq nourrissons.

C'est donc le devoir de toute mère d'allaiter son enfant, quand elle le peut, bien entendu. « Heureuse, en effet, sont les femmes, dit Bouchut (1), à qui leur santé permet d'allaiter elles-mêmes leur enfant et de continuer au dehors la création commencée dans leur sein : elles sont doublement mères. Après avoir donné la vie à un enfant, elles prennent le parti de la lui rendre plus facile pour en faire un être robuste et vigoureux. Promptement oublieuses des douleurs de l'enfantement, elles couvrent de caresses ce nouveau-né, qui bientôt leur répondra par un sourire de reconnaissance. Elles trouvent en elles un aliment tout préparé, extrait de leur sang, et elles le donnent avec bonheur, sans crainte qu'aucune maladie ne l'altère. Fières de leur enfant qui grandit sous leurs yeux, elles sacrifient tout à cette tâche nouvelle, qui est souvent pour elles la source d'une sensation de plaisir

(1) *Hygiène de la première enfance.* — J.-B. Baillière, éditeur.

intérieur caractérisé par des tressaillements inconnus. Un sentiment d'orgueil qui jamais n'éclate sur la figure des nourrices mercenaires, se peint sur leur visage, et tout leur être s'épanouit, en offrant pour quelques mois un aspect de santé qui fait plaisir à voir et qui ne tombe que si, dans un excès de zèle et n'étant pas bien dirigées, elles se fatiguent plus qu'il ne convient.

» Malheureuses, au contraire, sont les femmes qu'une constitution délicate, une mauvaise santé et le vide des mamelles condamnent malgré elles à confier leur enfant à une nourrice, dont elles seront jalouses, qui peut leur fournir un lait insuffisant ou malade, et qui, en tout cas, les fera souffrir par de tyranniques prétentions.

» Quant aux mères qui, pouvant nourrir, ne le font pas, elles s'inspirent de motifs très différents : il en est qui considèrent la maternité comme un fardeau, qui détestent leur mari en raison du nombre des enfants qu'il leur donne, qui craignent de s'enlaidir et qui tiennent avant tout à rester libres, afin de mieux courir les fêtes et les plaisirs. Ce sont de mauvaises mères. D'autres ne sont pas libres d'obéir à l'impulsion de leur cœur, qui leur dit de se dévouer, et elles le feraient sans le conseil d'un mari qui s'exagère les embarras de l'allaitement ou des grands parents, qui en exagèrent les périls. — Tant pis pour elles ; elles sont plus à plaindre qu'à blâmer, et elles renoncent à un plaisir qui ferait la santé de leur enfant et la joie de l'inté-rieur. »

Quand faut-il donner à téter pour la première fois ?

L'enfant doit être présenté au sein de la mère dès que les fatigues de l'accouchement ont disparu : en moyenne cinq à six heures après. Il ne tette d'abord qu'un liquide jaunâtre, le *colostrum*, qui, par ses qualités purgatives, est destiné à expulser le *méconium* matière excrémentitielle qui doit être évacuée dans les dix premières heures. Ce liquide acquiert bientôt l'apparence et les qualités du lait.

Si le lait que prend l'enfant est bon et suffisamment nutritif, il ne doit téter que de trois heures en trois heures. En quittant le sein, il est évidemment rassasié, et s'il crie c'est qu'il a soif ; il faut alors lui donner un peu d'eau sucrée et non le remettre au sein : que dirions-nous si, ayant soif, après avoir pris un potage, on nous donnait un autre potage pour nous désaltérer !

Le vomissement est très facile chez l'enfant : aussi, dans les premiers jours de l'allaitement, rejette-t-il souvent le lait qu'il a pris. Généralement, c'est un signe de peu d'importance, mais s'il se renouvelait trop fréquemment, il serait sans doute l'indice d'un trouble digestif ; il faudrait commencer dès lors un petit traitement et surtout ne pas s'inspirer de ce vieil adage, parfaitement absurde :

Enfant bien rendant,
Enfant bien venant.

Il est nécessaire que l'enfant se passe du sein pendant six heures consécutives chaque nuit, de dix heures du soir à quatre heures du matin, par exemple; il faut que la jeune mère donne cette habitude à son nouveau-né ; elle trouve alors dans un sommeil réparateur une trève à ses fatigues.

Influence exercée sur l'allaitement par les émotions morales

L'influence des émotions morales sur la sécrétion du lait est un fait d'observation journalière ; une perturbation subite et violente, de l'innervation, la peur, la colère, une mauvaise nouvelle peuvent la suspendre brusquement pendant vingt-quatre heures, quarante-huit heures, etc. Les mamelles se vident et s'affaissent ; les mêmes symptômes peuvent s'observer aussi à la suite d'accès hysté-riformes, chez les femmes affectées de maladies nerveuses. La sécrétion du lait n'est que suspendue momentanément, mais le premier lait qui monte peut troubler les fonctions digestives de l'enfant, occasionner des vomissements, de la diarrhée, de violentes coliques, de l'agitation, un manque de sommeil et même des convulsions, qui peuvent être rapidement mortelles. La tristesse, les ennuis, les chagrins, l'espèce d'hypocondrie qui s'empare souvent des nourrices mercenaires, un état nerveux habituel, troublent et finissent par tarir la sécrétion laiteuse. Que les jeunes mères sachent donc que les glandes mammaires, source de la vie de leurs enfants, sont par leur innervation, placées sous la dépendance de l'activité morale, et qu'à cette influence est subordonnée la direction d'un bon élevage.

Que leur passion maternelle ne s'exalte donc point au moindre cri du petit nouveau-né, que le raisonnement vienne tempérer chez elles l'emportement d'un cœur facile à troubler, et surtout qu'elles se rappellent bien que les qualités de leur lait sont bien vite altérées par les émotions vives et les inquiétudes de l'âme. Et d'ailleurs, les cris d'un enfant qui a tété dune manière convenable, prouvent-ils qu'il souffre ? Non, l'enfant ne sachant pas parler, s'exprime comme il peut, il crie souvent par caprice, sans que, pour cela, ses cris soient une manifestation d'une souffrance quelconque.

Manière de faire venir le lait dans les seins

Je viens de dire que lorsqu'une mère nourrit, un accident quelconque, une émotion morale vive, une contrariété, peuvent diminuer ou tarir la sécrétion lactée : Que faire en pareil cas ? employer les moyens de nos pères, qui bien que complètement discrédités, rendent parfois encore quelques services et qui, en tout cas, s'ils ne font pas de bien, comme on dit, ne font pas de mal. Ils consistent en application sur les seins de cataplasmes de *mercuriale*, de *feuille de ricin* et de *pimprenelle*, qu'on laisse vingt-quatre heures en place. Bouchut recommande en outre de donner à l'intérieur les poudres suivantes :

Semence d'anis . . . . } 4 gram.
Semence de fenouil . . . . }
Semence de nigelle. . . . . 2 gram.
Trochisques de craie . . . . } 3 gram.
Trochisques d'yeux d'écrevisses. } â â
Sucre. . . . . } 8 gram.

Ou

Semence de fenouil. . . . . } ââ 1 gr.
Écorces d'oranges . . . . }
Magnésie carbonatée. . . . . . . 3 gram.
Sucre. . . . . 2 gram.

On en donne 4 grammes deux fois par jour, dans de l'eau, matin et soir.

On a employé aussi, dans ces dernières années, *l'électrisation des mamelles*, et de nombreuses observations prouvent que ce moyen a donné d'excellents résultats.

Il faut encore ajouter à ces différents procédés l'*excitation* de la *mamelle* par la *succion prolongée du mamelon*. On peut en effet, par ce moyen, même chez des femmes anciennement accouchées et des jeunes filles, obtenir une quantité suffisante de lait pour nourrir un enfant. Pendant ces longues époques de repos, la glande mammaire est, en effet, comme atrophiée ; c'est son état normal chez la jeune fille et chez la vieille femme ; à l'époque de la puberté, elle se développe, chez la femme, mais les parties essentielles qui sécrètent le lait ne sont bien distinctes et bien caractérisées que sous l'influence de la grossesse et de la parturition (accouchement) ; cette hypertrophie et la sécrétion du lait qui en est la conséquence, peuvent se produire sous l'influence d'excitations directes et dans quelques circonstances particulières : des jeunes filles vierges ont vu, après avoir donné leur sein à un nourrisson, sous l'influence excitatrice de la succion, cette glande se développer et produire du lait ; des hommes même ont donné lieu à un phénomène analogue.

On ne saurait donc trop recommander, en cas de pénurie lactée, la succion prolongée du mamelon, moyen traditionnel, paraît-il, dans les populations du Cap-Vert, chez lesquelles, quand une jeune femme meurt pendant l'allaitement, la coutume veut que le nourrisson soit allaité par la parente la plus proche, quel que soit son âge et qu'elle soit mariée ou non.

Du lait

L'allaitement étant chez la femme le moyen à l'aide duquel le lait est excrété et la sécrétion mammaire entretenue, a une grande influence sur la quantité et la composition du lait.

Lorsqu'il est régulier, le lait ne se modifie ni dans sa quantité ni dans sa composition ; irrégulier ou incomplet, il

subit immédiatement des modifications.
Il s'altère et diminue : un sein, par
exemple, qui sera tété moins souvent
que l'autre, donnera moins de lait et
deviendra plus petit; d'ailleurs la quantité du lait tend à se mettre en rapport
avec la consommation ; ainsi, un enfant
vigoureux, robuste, d'un fort appétit,
qui tète souvent, excite au plus haut
point la sécrétion de la glande mammaire et absorbe un lait qui se trouve
dans les meilleures conditions de richesse nutritive, tandis qu'un enfant
débile, malingre, consommant moins, ne
vidant pas complètement les mamelles,
ne prend que la partie la moins nourrissante, d'autant plus qu'il est reconnu
que le premier lait est d'ailleurs plus
blanc et plus opaque ; pour peu, du
reste, que cet état se prolonge, la sécrétion ne sera plus suffisamment entretenue et la mère finira par ne plus avoir
de lait.

On juge généralement des bonnes ou
des mauvaises qualités du lait par les
effets produits sur l'enfant. C'est qu'en
effet, les éclaircissements dus à l'analyse chimique ou au microscope, outre
qu'ils ne sont point pratiques, sont

encore très difficiles et peu probants, les variations que subit à chaque instant le lait de la femme, étant très nombreuses et très étendues.

Dans la pratique, le simple examen du lait à l'œil nu montre qu'il y a : 1o des laits très clairs et transparents ; 2o d'autres très épais et si opaques qu'ils ressemblent à un bon lait de vache ; 3o d'autres enfin, offrant tous les degrés intermédiaires. Cette inspection est génèralement suffisante, et ce n'est que dans des cas excessivement rares qu'on peut être appelé à pousser l'examen bien plus loin et à rechercher, par exemple, la densité, la quantité de beurre, de sucre, d'eau, etc., c'est alors seulement qu'on aura recours à l'analyse chimique. Le microscope est d'un usage plus facile, et lorsque la nourriture d'un enfant ne réussit pas ou paraît être défectueuse, on aurait tort de négliger ses indications : à un grossissement d'environ trois cents fois, on aperçoit dans le lait une multitude de globules, gros, petits, transparents, qui par leur nombre ou leur grosseur, peuvent donner une idée approximative de la richesse du lait ; ainsi le lait à gros globules est le plus fort et le plus propre à acquérir de la richesse par l'allaitement ; cette condition se rencontre surtout dans les tempéraments lymphatiques ; le lait à petits globules est plus pauvre, acquiert par l'allaitement moins de richesse et appartiendrait surtout aux tempéraments sanguins. Le lait à globules moyens est celui qu'on rencontre le plus souvent. Les seins très développés et les seins très petits sont ceux dans lesquels le microscope décèle les conditions les moins favorables. L'âge n'a aucune influence sur le développement et la grosseur des globules ; il en est de même de l'âge de la nourrice et de la couleur des cheveux.

Le microscope fait encore facilement reconnaître la présence dans le lait de pus qui est l'indice d'engorgements du sein ou d'abcès prochains. Le pus mélangé au lait n'a pas d'action délétère, et si en cas d'abcès, l'enfant dépérit, c'est parce que la fièvre, les douleurs amènent surtout une diminution dans la quantité du lait.

Outre l'analyse et le microscope, il est un moyen qui est appelé à rendre de grands services dans la question de l'allaitement et qui a été l'objet d'études particulières dans ces dernières années surtout ; c'est la *pesée*, destinée à juger la quantité de lait prise par l'enfant à chaque tétée et le rapport de son accroissement avec la quantité de lait absorbée.

Le nouveau-né, en se développant normalement, s'accroît rapidement dans les premiers mois de son existence, les réparations excèdent en effet de beaucoup les dépenses, et s'il y avait équilibre, le dépérissement par l'inanition ne se ferait pas attendre.

Aussi s'est-on préoccupé de rechercher quelle est la quantité de lait qu'un enfant à développement normal trouve dans le sein de sa mère. Les expériences de Bouchut prouvent que chez un enfant qui se développe régulièrement et qui tète huit à dix fois par jour, le poids moyen de la tétée a été de 8, 15, 40 et 55 grammes pendant les quatre premiers jours, de 60 à 80 pendant les premiers mois, et de 100 à 130 après cinq mois. Telle est la quantité de lait nécessaire à la nutrition de l'enfant ; au-dessous, le dépérissement est fatal.

Tous les enfants n'ont pas le même

poids à leur naissance. En éliminant tous les cas exceptionnels, dûs, les uns, à un arrêt de développement pendant la grossesse, ou à une maladie du fœtus, les autres à un mauvais état général de la mère, à une insuffisance d'alimentation, etc., c'est-à-dire en ne prenant que des enfants à terme et bien portants, on est arrivé à conclure que le poids de l'enfant venant au monde n'est jamais descendu à 2 kilogrammes, qu'on trouve rarement moins de 3 kilogrammes et que les chiffres habituels sont entre 3 kilogrammes et 3 kilogrammes 500. Au dessus de 3 kilogrammes 500, les cas deviennent de plus en plus rares. Au moment de la naissance, le poids des enfants varie donc entre 3 et 4 kilogrammes et les poids de 5, 6, 7 kilogrammes sont exceptionnels. Les garçons pèsent généralement plus que les filles : sur 117 enfants, comprenant 63 garçons et 56 filles, Quételet a trouvé 3 kilogrammes 200 comme poids moyen des garçons et 2 kilogrammes 910 comme poids moyen des filles.

Le poids des enfants provenant de femmes multipares, c'est-à-dire ayant ou déjà plusieurs enfants, est ordinairement plus élevé que ceux des primipares, femmes accouchant pour la première fois.

En dehors des moyennes il y a, comme nous le disions plus haut, des cas exceptionnels et des circonstances individuelles particulières qui rendent ce poids variable. Exemple : la constitution des parents, les maladies de la femme pendant la grossesse, ainsi que les accidents survenus dans son cours.

Les femmes délicates chloro-anémiques ou lymphatiques, dont le mari est débile ou de faible constitution, ont des enfants généralement petits, malingres, et ne pesant pas plus de 2 kilogrammes 500. Au contraire, si les parents sont vigoureux et d'une constitution robuste, et si la grossesse a été bonne, les enfants sont généralement très lourds.

Les vomissements trop fréquents dans la grossesse influent aussi sur le poids des enfants, qui est habituellement moins élevé.

La scrofule et surtout la syphilis sont les maladies qui diminuent le plus le poids et la grosseur de l'enfant : souvent même la syphilis arrête le développement de l'enfant et le tue dans le sein de sa mère; toutefois, s'il échappe à cet empoisonnement, il viendra au monde petit, décharné, la peau plissée comme un petit vieillard et ne pésera que 2 kilogrammes à peu près. Qu'elle ait été apportée dans la famille par le père ou par la mère, c'est de toutes les maladies celle qui a la plus grande action sur le produit de la génération. Et nous ne saurions trop le répéter, si terrible que soit cette affection, il est reconnu actuellement qu'elle est *guérissable*, et qu'un traitement *de peu de durée* peut rendre au parents infectés, qui n'engendrent que des avortons syphilitiques, le pouvoir de créer des enfants qui arriveront à terme, lourds, vigoureux, avec une santé inaltérée et à tout jamais indemnes de l'héritage syphilitique.

Que devient le poids des nouveau-nés, à partir de la naissance?

On sait depuis longtemps qu'il diminue presque toujours dans les premiers jours de la naissance. Ce fait, qui à été établi expérimentalement par la balance, est dû à des causes physiologiques et pathologiques, telles que l'expulsion de l'urine et du méconuim, la transpiration pulmonaire et cutanée, les maladies du nouveau-né, faiblesse de naissance, ictère, diarrhée, ophtalmie purulente qui ralentissent le mouvement nutritiu, l'alimentation mauvaise ou incomplète, les maladies de la femme qui nourrit. D'après les recherches de Winckel, il résulte que tous les enfants diminuent bientôt après leur naissance : la diminution de poids dure ordinairement deux ou trois jours. Chez tous les enfants à terme, sains, nourris par la mère, il y a de suite une reprise à partir du troisième au quatrième jour, au moment de la chute du cordon. Les enfants nourris avec du lait de vache prennent moins de poids que ceux qui sont allaités par leur mère.

C'est entre le quatrième et le septième jour que le nouveau-né recouvre le poids qu'il avait à sa naissance, mais il faut pour cela qu'il soit placé dans de bonnes conditions.

A propos des modifications observées dans le poids des nouveau-nés, Viérordt, Grégory, dans de récents travaux, se sont occupés particulièrement des conditions qui font varier le poids de l'enfant dans les quelques jours qui suivent sa naissance. Pour la diminution de poids qui dépend de l'émission de l'urine et du méconium, les enfants en bonne santé et arrivés à terme perdent 80 grammes dans les douze premières heures de la seconde journée, et 12, de trente-six à quarante-huit heures. C'est vers le troisième jour qu'ils commencent à gagner du poids; mais avant, ils perdent environ 200 grammes. Il s'agit, bien entendu, d'enfants nourris par la mère.

Quand, au contraire, on fait cette observation sur d'autres enfants nourris avec du lait de vache, la diminution de poids est bien plus grande, le premier jour, l'enfant perd 135 grammes, le deuxième jour, 70 grammes, le troisième jour, 12 grammes, le quatrième, 8 grammes. Il ne commence à reprendre qu'après le quatrième, par conséquent deux jours plus tard que celui qui est nourri au sein de la mère. La perte de poids due à la transpiration qui se produit au niveau du poumon et de la peau, est évalué pendant les deux ou trois premier jours, à 50 grammes à peu près.

Mais quelle est la limite de la perte en poids des enfants après leur naissance, pour que leur santé ne soit point compromise, et que doivent-ils gagner ensuite pour que leur état n'inspire pas d'inquiétude? Sur la première question, en tenant compte de ce que représente le méconium évacué, c'est beaucoup quand la perte du poids est de 50 grammes dans les vingt-quatre heures; mais, ce qui est d'un mauvais augure, c'est quand cette diminution de poids dure plus de trois jours. Si on ne parvient pas à l'arrêter, l'enfant marche rapidement vers la mort, qui arrive généralement au milieu de convulsions.

Augmentation du poids des enfants à la mamelle.

Quant, à l'augmentation, qu'on doit bientôt remarquer, il faut se tenir très satisfait quand l'état général est bon, le sommeil assez long et les matières de bonne nature. S'il n'augmente pas, c'est que l'enfant est malade ou que la nourrice est mauvaise et n'a qu'un lait insuffisant, peu nourrissant ou qu'elle n'en a pas du tout.

Les mères doivent donc surveiller attentivement le poids de leurs enfants et, pour s'assurer mathématiquement qu'il augmente, le peser tous les huit jours. Plusieurs appareils très simples ont été construits à cet effet et sont d'un usage très facile; nous recommandons particulièrement le *berceau à bascule du Docteur Groussin et le pèse-bébé du Docteur Bouchut*, qui est moins cher et plus commode: C'est celui, d'ailleurs dont nous avons l'habitude de nous servir lorsque nous sommes consultés pour un changement de nourrice. Pour s'en servir, l'appareil est fixé à un mur et l'enfant y est suspendu au moyen d'une bretelle qui lui passe sous les bras: l'aiguille marque, sur un cadran, les poids en kilogrammes, hectogrammes et grammes.

Si l'enfant se trouve dans de bonnes conditions, s'il se développe normalement, s'il tette le sein avec appétit, sans s'endormir, son poids doit augmenter de 25 à 30 grammes par jour pendant les cinq premiers mois, de 10 à 15 grammes pendant les sept mois suivants. Si, au contraire, l'enfant devient pâle, tout en restant stationnaire, si les chairs deviennent molles, flasques, s'il a de la diarrhée, c'est que l'alimentation est insuffisante, et alors on doit immédiatement changer de nourrice.

D'ailleurs, voici, d'après Bouchut (1) la progrrssion normale à partir de la naissance :

1º A l'âge de deux jours accomplis (chaque jour étant de vingt-quatre heures), il pèsera 100 grammes de moins qu'à sa naissance ;

2º A l'âge de sept jours, il sera revenu au même poids que celui de sa naissance.

3º De sept jours à cinq mois, il augmentera en moyenne de 175 grammes par semaine, ce qui fait environ 25 grammes par jour ;

4º A partir de l'âge de cinq mois, il n'augmentera plus en moyenne que de 10 à 15 grammes par jour ;

5º A l'âge de cinq mois il pèsera le double de ce qu'il pesait à sa naissance.

6º A l'âge de seize mois, son poids sera seulement le double de celui qu'il avait à cinq mois.

(1) Hygiène de la première enfance.

Cette augmentation de poids formerait une progression arithmétique croissante dont le premier terme est de 750 grammes, le dernier 200 grammes, et la raison 50 grammes. Et si l'on divise l'augmentation moyenne de chaque mois par 30 grammes, on aura l'augmentation moyenne par jour.

Pour que l'examen soit complet, il est aussi nécessaire de connaître la quantité de lait qu'absorbe l'enfant à chaque tétée. On pèsera donc l'enfant avant et après la tétée et la différence indiquera le poids du lait qu'à pris l'enfant : cette différence doit être de 80 à 100 grammes.

Veut-on savoir maintenant combien l'enfant nouveau-né ou à la mamelle doit prendre de lait par repas et par jour? On n'a qu'à jeter un coup-d'œil sur les relevés suivants dus au professeur Bouchut.

« Au premier jour, il ne prend guère que 3 grammes de colostrum par tétée, c'est-à-dire de lait rudimentaire encore mal élaboré ; le deuxième jour, il prend 15 grammes par repas ; au troisième jour, 30 à 40 grammes ; au quatrième jour, 55 grammes, ce qui fait, en supposant dix repas par jour, 30 grammes le premier jour, 150 grammes le second, 400 grammes le troisième et 550 grammes le quatrième.

A un mois, la tétée est en moyenne de 70 grammes par repas, ou pour neuf repas en vingt-quatre heures, 658 grammes.

A deux mois, la tétée est en moyenne de 100 grammes à chaque repas, et pour sept tétées en vingt-quatre heures 700 grammes.

A trois mois, la moyenne est de 120 grammes par repas, soit pour sept tétées par jour, 848 grammes.

A quatre mois, 150 grammes par repas, soit par jour, s'il y a six tétées, 900 grammes.

Les chiffres qu'on vient de lire éclairent le médecin d'une façon absolue, et il n'a qu'à prendre pour ligne de conduite les résultats de l'expérience avec la balance ; de la sorte, il lui sera facile de savoir à quoi s'en tenir, s'il est consulté par une famille sur un changement de nourrice, il n'hésitera donc pas à se prononcer si l'enfant ne profite pas, si son poids ne subit pas à peu près la progression que nous avons indiquée ou si la quantité de lait qu'il prend à chaque repas n'est pas suffisante.

En *résumé*, la balance est de toute nécessité pour une mère soucieuse de la vie de son enfant, parce que ce n'est que par ce moyen que l'on peut calculer si l'enfant absorbe la quantité de lait nécessaire à son alimentation. Pour que la pesée soit faite avec fruit, il faut peser l'enfant avant et après la tétée, et si l'on fait la pesée du lait absorbé à quatre tétées on a le poids du lait que l'enfant a pris dans vingt-quatre heures. Et, si dans les premiers mois de sa naissance l'enfant est pesé tous les dix jours, par exemple, et que son poids soit augmenté de 250 à 300 grammes, on n'aura aucun doute sur la qualité et la quantité du lait.

De l'allaitement par les nourrices.

On appelle nourrice à gages la femme qui allaite un enfant pour gagner de l'argent.

Historique.

Dès la plus haute antiquité, la question de l'allaitement a toujours été la même et de nos jours, comme chez les anciens. l'allaitement mercenaire a toujours été condanné. Plutarque, nous dit en effet que « la mère est tenue d'allaiter l'enfant qu'elle a mis au monde, car elle a reçu de la nature, comme toutes les bêtes qui font des petits, du lait pour le nourrir ». D'après Tacite, « la nourrice mercenaire est un signe de relâchement des mœurs. Les Romains de la décadence donnaient leurs enfants à allaiter à des esclaves. »

Les Hébreux regardaient l'allaitement maternel comme un devoir sacré.

Dans la religion catholique elle-même, les Pères de l'Eglise en faisaient un complément nécessaire de la maternité.

Ainsi donc, de tout temps, on s'est opposé au développement de la profession de nourrice qui, d'ailleurs, était si peu estimée des anciens, qu'ils la considéraient comme une forme de prostitution. Mais petit à petit, avec les progrès de la civilisation, la corruption envahit les peuples et le métier de nourrice commença au moyen âge à passer dans les mœurs, et aujourd'hui cette profession est devenue tellement nécessaire que le caractère déshonorant dont elle était entachée a fini par s'atténuer. Quoi qu'il en soit, cette industrie a des conséquences déplorables au point de vue des enfants, qui succombent souvent faute de nourriture ou faute de soins, et au point de vue de la nourrice, qui, si elle est mariée, apporte sous le toit conjugal des habitudes de luxe et de paresse qui finissent par s'emparer du mari, qui perd ses habitudes de travail et devient vicieux, oisif, ou ivrogne. D'autre part, cette industrie étant assez recherchée, il n'est pas rare de voir des filles qui font de la grossesse une affaire de spéculation pour amasser un pécule dans l'espoir d'être nourrices.

Cependant, quand la mère est malade

ou trop faible pour nourrir, quand elle n'a pas de lait, ou qu'elle est obligée par sa position de gagner sa vie, et qu'elle veut donner à son enfant du lait de femme et non du lait d'animal, elle est bien obligée d'avoir recours à une nourrice, c'est alors que commencera pour elle la longue série des ennuis et des embarras de cette race qui, par ses exigences et ses supercheries, est bien faite pour la dégoûter à tout jamais de la maternité.

Nourrices sur lieu et nourrices de Campagne.

Les nourrices allaitent les enfants dans le domicile des parents ou dans le leur. De là cette division de nourrices sur lieu ou de nourrices à la campagne.

Elles peuvent être mariées ou filles-mères : ces dernières sont inférieures au point de vue moral ; cependant, quand elles n'ont pas vécu dans la débauche et qu'après une seule faute, elles ne demandent qu'à se réhabiliter par une conduite régulière, elles sont de beaucoup préférables : d'abord, elles n'ont pas de mari, et par conséquent pas de préoccupations d'intérieur ; elles sont moins exigeantes comme prix, et enfin, lorsque l'enfant est sevré, elles restent souvent dans les familles où elles deviennent des domestiques dévouées.

Au point de vue de la conduite, la nourrice mariée offre plus de garanties, mais en revanche, elles est plus indépendante de caractère et plus difficile à guider.

Le meilleur moyen de trouver une bonne nourrice, c'est de la chercher par relations : on peut alors s'entourer de tous les renseignements désirables. Si ce n'est pas possible, on s'adresse à des bureaux de nourrices.

Conditions que l'on exige pour qu'une nourrice soit bonne.

La nourrice que l'on choisit doit être prise depuis l'âge de vingt ans jusqu'à celui de trente-cinq : avant la première époque, le corps n'est pas encore développé ; au delà de trente-cinq à trente-six ans, plusieurs femmes ne fourniraient plus assez de lait à leur nourrisson. On peut prendre une nourrice qui a les qualités requises, quoiqu'elle soit à son premier enfant ; les mères sont cependant jalouses que les nourrices aient déjà élevé d'autres enfants ; cette précaution leur paraît utile pour s'assurer si elles font de bons nourrissons.

Il serait à souhaiter que la nourrice que l'on choisit, fût accouchée presque en même temps que la mère de l'enfant qui lui est confié ; lorsqu'on rencontre cette circonstance favorable, mais rare, une nourrice domestique qui fournirait à l'enfant ce premier lait, qui seul convient à son âge, ne le céderait en rien à la mère, sous le rapport physique ; si l'on ne peut se procurer qu'une femme accouchée depuis plusieurs mois, il faut donner à son lait plus de fluidité, en lui faisant prendre beaucoup de boissons quelque temps auparavant, et pendant le premier mois de la lactation. Il est aussi important, lorsque le lait a trop de consistance, de faire prendre à l'enfant de l'eau sucrée plusieurs fois par jour, pendant les deux ou trois premières semaines : aucune boisson ne serait plus propre à donner au lait trop ancien de la nourrice, la fluidité qu'exige la constitution de l'enfant, que les infusions des différentes espèces de menthe, et surtout de la menthe poivrée, s'il est bien prouvé, par l'observation, que les animaux qui se nourrissent avec ces plantes, ont, comme le rapporte Desbois, de Rochefort, un lait très séreux et insuffisant pour la nourriture de leurs petits ; on pourrait leur substituer les infusions de cerfeuil, s'il est encore constant, comme le dit le même auteur, que les animaux qui mangent beaucoup de cette plante, ont un lait très peu butyreux et très peu caséeux.

Primerose, M. Chevalier de Molle, pensent cependant que l'on attache beaucoup trop d'importance à l'âge du lait des nourrices. Il existe, à la vérité, plusieurs exemples de nourrices qui ont élevé jusqu'à trois enfants avec le même lait; mais ils sont des exceptions, et n'empêchent pas que l'on puisse établir comme une règle générale prouvée par l'observation, qu'il y a du danger de donner un lait trop vieux à un enfant nouveau-né. Je conviens avec Primerose, que le lait ne s'altère pas par l'acte de la lactation, mais quoique de bonne qualité, il acquiert une consistance qui ne convient pas à la débilité de l'estomac des enfants nouveau-nés : le médecin ne peut pas partager l'erreur si généralement répandue parmi le peuple, que l'enfant renouvelle le lait de la nourrice et en diminue la consistance.

Quoique le lait de femme soit de tous ceux dont MM. Deyeux et Parmentier ont donné l'analyse comparative, celui qui contient le moins de matière caséeuse et de partie butyreuse, et qu'il soit constant qu'un lait de femme très ancien contient encore moins de ces principes qu'un lait de vache, de chèvre ou de brebis bien plus récent, on ne peut pas en conclure, avec M. Chevalier, que l'on attache beaucoup trop d'importance à l'âge du lait des nourrices : la seule conclusion directe que l'on puisse tirer de ces faits, c'est qu'un lait de femme très ancien doit être préféré à celui de vache ou de chèvre, quoique récent. Si l'augmentation des parties caséeuses et butyreuses est petite et se fait d'une manière lente dans le lait de femme, proportionnellement à ce qu'on observe dans le lait des autres animaux, l'expérience prouve cependant que ces principes augmentent à proportion que la femme s'éloigne de l'époque du part : le lait devient donc de plus en plus consistant.

Pour juger des qualités du lait, il faut avoir égard au temps du nourrissage et à l'âge du lait; il doit avoir d'autant moins de consistance et s'éloigner d'autant plus de la couleur de blanc mat, qui constitue la bonne qualité du lait, que la nourrice est moins éloignée du moment de l'accouchement. Dans le premier mois, ce liquide est aqueux et peu coloré ; à six semaines ou deux mois, sa couleur doit encore être d'un blanc tirant sur le bleu ; ce n'est qu'à 5 où 6 mois que le lait doit être blanc, doux, sucré ; le bon lait ne doit être ni trop séreux, ni trop épais ; pour juger s'il a la consistance requise, on en fait ordinairement tomber quelques gouttes sur l'ongle ou sur une glace ; s'il coule pendant que ces plans sont dans une situation horizontale, il est trop séreux ; s'il reste adhérent, quoiqu'ils soient inclinés, il est trop consistant, le lait de 5 à 6 mois est trop séreux s'il est bleuâtre et ne laisse, en s'écoulant, qu'une trace aqueuse ; celui qui a la consistance requise, en laisse une blanchâtre.

La saveur, l'odorat font connaître plus sûrement les qualité du lait que l'ébullition à laquelle le soumettent quelques femmes pour voir s'il tournera ; le meilleur lait peut quelquefois se granuler, tandis que le mauvais ne se coagulera pas. Pour goûter le lait, on doit se rincer la bouche et faire que la nourrice soit à jeun, ou au moins qu'elle ait pris son repos depuis plusieurs heures ; autrement ils participeront de l'odeur et de la saveur des aliments.

Il faut que la nourrice soit saine, exempte de tout virus et de toute maladie ; elle doit être bien constituée, habituellement bien portante ; il faut prendre garde qu'elle n'ait aucune difformité, comme celle de loucher par exemple, elle pourrait peut-être produire la même direction vicieuse dans la vue de l'enfant, qui est imitateur par instinct et le devient par habitude ; il est à désirer que la nourrice ne soit ni trop grasse, ni trop maigre, qu'elle ait de la gaieté et de l'enjouement ; sa bouche et ses dents doivent être en bon état, l'haleine douce ; il faut examiner avec soin ses gencives, car la nourrice doit être exempte de là des moindres ulcérations ; souvent on ne peut pas admettre pour une nourrice étrangère celle à qui l'on permettrait d'allaiter son propre enfant ; car celui qui est allaité par sa mère peut profiter, quoique son lait n'ait pas toutes les qualités que l'on exige dans celui d'une nourrice pour le trouver bon. Des auteurs assurent qu'un lait vicié affecte moins dangereusement un enfant allaité par sa mère, qu'un nourrisson étranger.

Les femmes dont les mamelles sont volumineuses, ne sont pas les meilleures nourrices ; cet embonpoint annonce toujours peu de vitalité de la part de l'organe qui en est le siège ; on doit éviter que le bout du mamelon soit trop gros ou trop enfoncé.

On doit préférer la femme qui est modérément brune à celle qui est blonde ; on doit toujours rejeter celle qui est rousse, qui est ordinairement méchante, et dont la transpiration a une odeur forte ; celle qui est sujette aux éruptions cutanées, aux flueurs blanches, qui a des glandes engorgées ; enfin, il faut prendre les informations les plus exactes sur ses mœurs et son caractère ; cet examen mérite autant d'attention de la part des parents, que celui de la constitution physique de la nourrice. Rousseau a reconnu cette vérité dans son *Émile*, lorsqu'il dit, en parlant des qualités d'une nourrice, qu'elle doit être aussi saine de cœur que de corps.

Si l'on aperçoit, par la suite, quelque vice chez la nourrice, comme des dartres, des glandes endurcies dans quelque partie du corps, dont on n'aurait pas pu découvrir l'existence dans le premier examen, on doit la changer sur-le-champ; ce changement de nourrice qui coûte aux parents qui craignent que l'enfant ne souffre en changeant de lait, est absolument nécessaire, si l'on ne veut pas qu'en tétant un mauvais lait, il hérite des vices dont la nourrice est atteinte. S'il est prouvé qu'en médicamentant les nourrices on peut guérir les enfants, il est évident que si le lait sert de véhicule aux remèdes, il peut aussi servir de véhicule aux virus.

Depuis Galien, Ætius, Moschion, plusieurs praticiens interdisent rigoureusement aux femmes qui nourrissent, tout commerce avec leurs maris : je pense, au contraire, que la privation totale des plaisirs de l'amour chez une femme qui a beaucoup de tempérament, qui en usait habituellement, et à qui l'habitude peut en avoir fait un besoin, peut avoir de grands inconvénients ; la violence qu'elles sont obligées de se faire peut les jeter dans la tristesse et la mélancolie, et altérer leur lait, ou rendre cette sécrétion moins abondante. M. le professeur Alph. Leroy rapporte qu'il a vu des femmes tourmentées de désirs, chez lesquelles le lait diminuait chaque jour, dont la sécrétion de ce liquide a été augmentée en se livrant aux plaisirs de l'hymen. On conçoit que l'irritation portée vers les organes de la génération, peut se faire ressentir sympathiquement vers les mamelles, et rendre l'élaboration et l'excrétion du lait plus actives. L'expérience a appris que les femmes peuvent bien élever leurs enfants en cohabitant avec leurs maris, pourvu qu'elles mettent assez d'intervalle entre la jouissance et l'instant où elles doivent allaiter. « Un orgasme vénérien trop longtemps prolongé fait disparaître la partie sucrée du lait. » C'est à la soustraction de cette matière que M. Chevalier attribue les accidents qui arrivent à l'enfant.

La nourrice doit faire un exercice modéré. L'exercice, en fortifiant le corps, contribue à donner au lait de meilleures qualités. Nils Rosen parle d'une très bonne nourrice qui fournissait à l'enfant un lait excellent; il perdit sa bonté, parce qu'on la força de garder la chambre et de ne prendre aucun exercice; dès qu'on lui eût permis de se livrer aux travaux domestiques, son lait acquit de nouveau, dans l'espace de quatorze jours, sa première qualité.

On doit aussi porter son attention **sur** le local où demeure la nourrice ; les **rues** trop étroites, les lieux bas et marécageux donnent au lait une mauvaise qualité : les nourrices qui respirent l'air libre, qui habitent des pays froids, ont ordinairement plus de lait. Lorsqu'une nourrice est transportée de la campagne dans les grandes villes, parce qu'elle doit allaiter dans la maison paternelle, on voit souvent son lait s'altérer, si elle mène dans les commencements une vie trop sédentaire ; pour la désennuyer, il est indispensable qu'elle aille fréquemment respirer l'air libre dans la campagne, et qu'on l'occupe dans l'intérieur du ménage.

Pays qui fournissent les meilleures nourrices

La France, avons-nous dit, est à peu près la seule contrée où le commerce des nourrices est réellement organisé. Ailleurs, la mère, même dans la classe riche, allaite son enfant. En Angleterre, lorsqu'il est impossible à une mère de nourrir elle-même, on donne le biberon à l'enfant ou on le confie à une nourrice française. En général, les nourrices anglaises ne sont pas bonnes. Dans le nord de l'Europe, il est de règle que l'enfant soit nourri par sa mère. En Suisse, en Italie, les femmes qui s'adonnent à cette profession viennent en France, où elles peuvent se placer plus facilement et surtout plus avantageusement, car le prix d'une nourrice qui est de 50 à 80 francs chez nous, atteint à peine dans les villes les plus riches de l'Italie, la modique somme de 30 à 40 francs par mois.

Il existe en France quelques régions qui ont la spécialité de fournir des nourrices ; malheureusement, ce ne sont pas toujours celles où l'on trouve le type accompli de la race et le plus de richesses ; ce sont généralement des pays pauvres comme la Savoie, l'Ardèche, où la scrofule et le goître sont endémiques. Les nourrices de l'Orléanais, du Berry, de la Sologne ne sont pas fameuses non plus, surtout si elles emportent l'enfant avec elle ; la fièvre intermittente y est fréquente, les enfants la contractent bien vite, deviennent pâles, s'étiolent, prennent un gros ventre, sont atteints de carreau, d'enflure, et finissent bientôt par succomber. C'est, d'ailleurs, cette partie de la France où, d'après les statistiques, la mortalité des nourrissons est plus élevée.

La Bourgogne passe pour fournir de bonnes nourrices, et cependant rien ne justifie cette faveur. En règle générale, il faut rechercher les nourrices dans les pays les plus riches, ceux ou la mortalité des nourrisons est la moins considérable, les pays de grande culture, la Normandie, par exemple, où le plus petit paysan est à son aise et possède au moins une vache. On pourra avoir ainsi la certitude que si, à un moment donné, la nourrice n'avait pas suffisamment de lait, l'enfant trouverait, dans le bon lait d'une vache normande, le complément de son alimentation. Mais, malheureusement, les contrées riches produisent peu de nourrices, car la femme y trouve, dans le travail des champs, un produit plus rémunérateur, et elles préfèrent travailler de la sorte qu'allaiter des nourrisons étrangers.

A côté des départements qui ont la spécialité de fournir des nourrices, il y en a d'autres qui ont le privilège des nourrissons : ce sont généralement les départements limitrophes des grands centres : tels sont la Marne, l'Oise, Seine-et-Oise, l'Eure-et-Loir, qui sont le grand déversoir de Paris; Lyon et Marseille envoient leurs enfants dans l'Ardèche, la Savoie, l'Isère; les Pyrénées reçoivent ceux de Bordeaux et de Toulouse. Les grandes villes, au contraire, ne fournissent pas de nourrices, ce qui s'explique, car la femme, en général, y trouve des moyens suffisants d'existence.

Bureaux de nourrices

Les nourrices pour la campagne et les nourrices sur lieu se trouvent dans les bureaux de nourrices, qui sont les intermédiaires entre les parents qui ont un nouveau-né que la mère ne peut nourrir et une nourrice mercenaire.

Les bureaux de nourrices n'existent que dans les grandes villes; à la campagne, vu la facilité avec laquelle on trouve une nourrice, il n'ont pas leur raison d'être.

C'est au XIV° siècle que commença à fonctionner le recrutement des nourrices en province; sous le nom de *recommandresses*, des femmes partaient de Paris, voyageaient dans les différentes provinces et régions de la France et ramenaient avec elles un certain nombre de nourrices qu'elles logeaient en attendant qu'elles aient trouvé un nourrison.

En 1769, l'administration prit en main le monopole des bureaux de nourrice et créa des médecins inspecteurs.

En l'an IX, il passa dans les attributions de l'Assistance publique jusqu'en 1875, époque où les bureaux de nourrices passent entre les mains de l'industrie privée, sous le contrôle des préfectures.

Il y en a douze à Paris, quatre à Lyon.

. A part quelques exceptions, ces bureaux, créés dans un but unique de spéculation et totalement privés de surveillance, sont très défectueux à tous les points de vue. Qu'on en juge par leur description absolument typique que nous empruntons à DONNÉ : « Pendant que tout se perfectionne, que la concurrence et l'industrie pourvoient largement aux moindres de nos besoins et de nos caprices, le commerce des nourrices se fait encore, en plusieurs endroits, dans des échoppes, d'un aspect ignoble et repoussant, et, si l'on pénètre dans la plupart de ces bureaux, on trouve de malheureuses femmes, entassées pêle-mêle dans de misérables chambres infectes, sans air, quelquefois dans des espèces de caves ou celliers, où les lits, serrés les uns contre les autres, ne laissant aucun intervalle entre eux, et où il n'y a même pas de berceaux pour les enfants quand elles les amènent avec elles; elles sont dans un état de saleté révoltante et, le plus souvent, ont à peine de quoi se nourrir; c'est là qu'elles attendent le public, et c'est là qu'il faut aller chercher les nourrices pour allaiter nos enfants. »

Cet état défectueux des bureaux de nourrices exigeait donc une réglementation; aussi, sont-ils régis par des règlements préfectoraux sévères, mais *nullement exécutés*, et voici pourquoi la question des nourrices paraît destinée à tourner dans le même cercle vicieux et qu'elle est, de nos jours ce qu'elle était en 1330, à l'époque où le roi Jean fixait, pour la première fois, la rémunération des recommandresses ou des nourrices.

Il est triste, en effet, que dans notre bonne ville de Paris, où l'on inspecte si bien toute espèce de choses, entre autres le lait de vache, il n'y ait pas un service

particulier d'inspection des bouges insa-
lubres où se fait le commerce du lait de
femme.

Conditions de location des nourrices

De nos jours, ce sont des *meneurs* qui
ont remplacé les recommandresses. Une
fois les nourrices arrivées à Paris, on ne
leur donne que le logement, la nourriture, et les autres dépenses sont à leurs
frais et, pour prix de la place qui leur
est procurée, le bureau prélève 30 francs,
que la nourrice paye sur le premier mois
qui, dans certains bureaux où le règle-
ment est plus sévère, peut être retenu
intégralement. On comprendra facilement que, dans ces conditions, la malheureuse nourrice, généralement sans
argent, se prive le plus qu'elle peut,
mange mal et d'une manière insuffisante,

tandis que ce devrait être le contraire; aussi est-il constant de ne rencontrer, dans les bureaux de nourrices, que des femmes pâles, amaigries et, la plupart du temps, avec du lait de qualité inférieure.

La nourrice sur lieu se paie généralement de 40 à 50 francs par mois pour les places ordinaires, 60 et 80 francs dans les bonnes. Les nourrices pour la campagne, de 20 à 30 francs.

Faisons remarquer en terminant, que le lait de femme est ainsi taxé bien au-dessous de celui d'une ânesse qui, louée au mois, coûte un minimum de 60 francs.

Hygiène de la nourrice

Lorsqu'une femme nourrit, elle doit observer un certain nombre de précautions, afin de conserver sa santé d'abord, son lait ensuite.

Voici les préceptes hygiéniques auxquels elle doit se conformer.

Hygiène du sein. — L'organe de l'allaitement exige des soins spéciaux : quand une femme se destine à être nourrice, elle formera quelques mois à l'avance son mamelon, en exerçant fréquemment des pressions ou des succions pour le fortifier et l'habituer au contact des corps étrangers ; elle aura soin de ne pas le serrer pour l'atrophier ou le déprimer ; de ne pas trop le couvrir pour le rendre trop sensible et trop délicat.

La *propreté* est indispensable pour entretenir l'épiderme souple ; sans cette précaution, des excoriations se produisent avec facilité. Pour éviter cet accident, le moyen le plus simple est de lotionner le sein avec de l'eau tiède, de la glycérine ou de l'huile après chaque tétée.

Une *chaleur* uniforme est nécessaire pour le sein ; un refroidissement est la cause habituelle des abcès mammaires. Toutefois, il ne faut pas une chaleur exagérée ; un sein maintenu dans un état de transpiration continuelle subirait une macération contraire au bon état de l'organe.

On évitera les *vêtements trop serrés ;* les corsets qui compriment le sein sont contraires à la lactation Les corsetières fabriquent des brassières ou ceintures de grossesse qui ont l'avantage de soutenir le sein et de permettre aux femmes de se vêtir à leur gré sans empêcher l'allaitement.

La *succion* prolongée a aussi des inconvénients, le contact de la salive amène la macération de l'épiderme qui se desquame. Il est donc important que les tétées de l'enfant soient réglées.

Cette régularité est utile à l'enfant et à la nourrice : utile à l'enfant, qui ne se surcharge pas l'estomac, utile à la nourrice dont le sein n'est pas tiraillé inutilement. Nous répétons que c'est toutes les deux heures qu'un enfant bien portant doit téter une bonne nourrice.

Hygiène générale. — Nous avons parlé de la propreté du sein, mais il faut avoir aussi une grande propreté sur tout le corps, et le moyen c'est de faire prendre des bains et de faire changer les vêtements.

Alimentation. — Quand une nourrice

de la campagne entre dans une maison bourgeoise, on s'empresse, sous le prétexte de lui donner plus de lait et de vigueur, de lui faire manger à discrétion de la viande à tous les repas. Ajoutez à cela que cette femme, jeune et douée d'une bonne santé, apprécie les aliments qu'on lui donne et s'en gorge. Ce changement d'alimentation influe rapidement sur sa constitution, lui donne un embompoint exagéré et fait diminuer son lait : conséquence, le nourrisson dépérit à mesure que la nourrice engraisse.

Il y a dans le monde une foule de préjugés au sujet de l'influence de certains aliments sur le lait : beaucoup de mères proscrivent la salade, les aliments vinaigrés, les choux, les légumes farineux, tels que haricots, lentilles et la plupart des fruits, de telle sorte que ces pauvres femmes, à peine sorties de leurs champs, sont immédiatement soumises à un régime qui est le contraire de celui auquel elles sont habituées dès leur enfance ; de cette façon, elles ont à subir non seulement l'acclimatement de la ville, mais encore l'influence d'une alimentation substantielle, qui leur donne des digestions laborieuses et surcharge leur estomac.

Il faut à la nourrice une alimentation qui ne s'éloigne pas trop de celle qu'elle avait chez elle ; toutefois, il faudra tenir compte de l'air moins pur qu'elle respire, de la quantité de lait qu'elle donne et de la somme de travail qu'elle fournit, et lui donner une alimentation réparatrice proportionnelle.

L'alimentation de la nourrice nécessite donc une attention spéciale, car c'est d'elle que dépendent la conservation de de ses forces et l'abondance du lait.

La boisson de la nourrice sera également surveillée. Une nourrice doit boire modérément, n'importe quelle boisson et surtout le vin.

L'ivrognerie est assez fréquente chez les nourrices : c'est un défaut sur lequel il ne faut pas passer, l'alcoolisme produisant des effets délétères sur le nourrisson ; de plus, il l'expose plus tard à l'épilepsie, à l'aliénation mentale, à l'idiotie, etc...

Le café devra être pris en petite quantité à cause de ses propriétés excitantes.

Le *sommeil* des nourrices étant habituellement interrompu, celles-ci **ont** besoin de rester plus longtemps au lit, ce manque de sommeil pouvant amener chez elle la déperdition des forces et l'anémie.

La nourrice a besoin du *grand air*. Elle est habituée au bon air des champs. et elle souffre rapidement d'en être privée. C'est pour elle une condition essentielle de santé ; il faut donc la faire sortir le plus souvent possible, avec des précautions, bien entendu, pour elle et son nourrisson.

La nourrice doit-elle travailler ?

Sans doute, il ne faut pas qu'elle reste dans l'inaction : une certaine activité physique est importante pour entretenir le jeu des organes, mais il y a une limite qu'il ne faut pas dépasser, car si on impose à la nourrice des fatigues musculaires trop fortes, elle ne pourrait allaiter d'une manière aussi parfaite et l'enfant en souffrira. Le paysan n'exige pas de travail de ses vaches laitières, et celles qui sont employées aux champs donnent du lait moins abondant et plus médiocre.

Le *caractère* de la nourrice a une influence sur l'enfant, la nourrice doit avoir un caractère gai et ouvert. Il faut entretenir, en outre, la gaieté de son caractère et éviter pour elle toute cause de tristesse en lui témoignant de la bienveillance et de l'affection.

Il faut qu'elle évite la colère, qui est funeste à l'enfant, en provoquant quelquefois chez lui des convulsions, de même pour la peur, la joie et les jouissances vénériennes.

Les nourrices doivent-elles se priver de relations sexuelles ?

Il faut imposer la continence à la nourrice à domicile. Pour celle qui vit avec son mari, c'est plus difficile. En tout cas, elle doit éviter une excitation génésique trop forte, les femmes passionnées ayant un lait moins abondant et mauvais.

Pathologie de la nourrice. — Affections du sien. — Erosions, gerçures, crevasses

Nous avons parlé précédemment des dangers qui résultaient pour un nourrisson de l'allaitement irrégulier : non seulement l'enfant qui tette à chaque instant digère mal, mais il épuise sa nourrice, et lorsqu'il a pris l'habitude de se suspendre à son sein, il mâchonne le mamelon qui, sans cesse humide, s'irrite d'abord, et finit par subir une légère inflammation qui amène de la chaleur ; bientôt la peau se tend, elle se fendille, en un mot, il survient des gerçures. Cette cause des gerçures du sein n'est pas la seule : certains enfants, en effet, ent des gencives dures ou même des dents, et il est facile de comprendre que si cette pression s'exerce pendant longtemps sur un sein délicat, elle peut suffire pour entamer le mamelon. C'est ce qui arrive d'ailleurs chez les jeunes mères qui nourrissent pour la première fois et dont le mamelon, très court, subit de la part du nourrisson des tiraillements si violents qu'il en résulte des érosions et des écorchures.

Les gerçures du sein peuvent être enfin la conséquence d'une pauvreté du lait ou d'une maladie de la bouche du nourrisson.

Quelle qu'en soit la cause, elles n'en sont pas moins une petite affection très douloureuse et qui, souvent, compromet l'allaitement : nous savons bien que l'amour de la mère pour son enfant est d'un courage à toute épreuve et que, malgré d'affreuses souffrances, la mère veut souvent continuer, coûte que coûte, l'œuvre qu'elle a entreprise. Cependant, nous ne saurions trop la prévenir du danger qu'elle court et de l'affection redoutable à laquelle elle s'expose, car c'est de l'abcès du sein dont il s'agit.

Ces crevasses sont en effet tellement

douloureuses que la succion devient quelquefois impossible. Il en résulte une inflammation des canaux qui conduisent le lait de toutes les parties de la glande à l'extérieur; de cet engorgement du sein à l'abcès, il n'y a qu'un pas.

Nous avons dit que les crevasses étaient dues souvent aux tiraillements énergiques exercés sur un mamelon trop court et que cet accident arrivait surtout aux jeunes femmes qui nourrissent pour la première fois et qui n'ont pas le mamelon bien fait et surtout peu saillant. Il est de tout nécessité, en pareil cas, de préparer longtemps à l'avance le mamelon à cette nouvelle fonction.

Ces soins hygiéniques consistent à tremper plusieurs fois dans la journée le bout des seins dans de l'eau tiède, à les presser, et à les malaxer entre les doigts en les allongeant tout doucement sans violence. On les frottera de temps en temps avec un liquide fortifiant tel que du vin aromatique, du rhum ou de l'eau-de-vie.

Nous avons dit aussi que l'humidité du mamelon produisait des gerçures par le fait d'une macération, pour ainsi dire, du bout du sein. Il faudra donc, après chaque tétée, essuyer le sein de façon qu'il soit bien sec.

On remédie aux gerçures du sein en faisant usage d'un petit instrument que l'on appelle bout de sein.

Les bouts de sein ou mamelons artificiels sont des espèces de petits entonnoirs en bois, en métal ou mieux en verre terminés par un embout, pas très résistant et assez doux pour ne pas blesser la bouche du nourrisson.

L'aspect de l'instrument suffit à expliquer la façon dont on s'en sert.

On le place sur la mamelle de façon à ce que le mamelon de la mère réponde exactement au mamelon de l'appareil et de la sorte l'enfant peut téter, sans irriter la peau et agrandir les gerçures.

Il y en a de plusieurs espèces ; mais le meilleur est le bout de sein en verre avec un bout sur lequel se place l'ouverture à téter. Du reste, c'est sur ce principe qu'a été construit le bout de sein de Bailly, qui se compose d'une petite cloche en verre, un ajustage en caoutchouc avec plaque d'arrêt. Le principal avantage de ce bout de sein, c'est que la transparence du verre permet de voir s'il est bien placé et que le lait sort du sein.

Parmi les moyens médicamenteux à employer contre les gerçures, Bouchut recommande des lotions avec une *faible solution d'acétate de plomb*, 25 centigrammes pour 100 grammes ; ou du *sublimé*, 5 centigrammes pour 500 grammes ; de la *pommade de concombre* ; *l'eau de Madame Delacour* et la *teinture de benjoin*.

Mais aucun de ces moyens n'est infaillible. Deux obstacles, en effet, s'opposent à la guérison : d'une part, la succion de l'enfant qui est la cause de la durée du mal, parce qu'elle irrite continuellement la plaie ; d'autre part, les troubles de la santé générale qui retardent la cicatrisation de la plaie. Quand une femme éprouve de cruelles souffrances, elle ne mange pas, elle digère mal le peu qu'elle prend, sa secrétion épidermique est modifiée et les gerçures durent indéfiniment.

Le moyen par excellence d'obtenir la guérison, c'est de cesser l'allaitement des deux côtés, si les deux seins sont atteints, d'un seul côté, s'il n'y en a qu'un de malade. L'allaitement d'un seul côté peut être aussi abondant que par les deux seins, et quand les fonctions d'une mamelle sont suspendues, la nature donne à celle qui fonctionne encore la part de force réservée à l'autre.

Abcès du sein. — L'abcès du sein est souvent la conséquence des gerçures. Il se produit d'abord un engorgement laiteux de la glande mammaire et, s'il ne se dissipe pas avec la succion ou les ventouses, il survient un abcès du sein. Les tissus deviennent durs, la température du sein s'élève, il y a des frissons, de la fièvre, de violentes douleurs, la suppuration se produit, et finalement l'abcès s'ouvre au dehors en donnant lieu parfois à des fistules lacto-purulentes.

Agalactie. — Cet état dépend d'un vice de conformation des mamelles ou d'une altération de cette glande. Enfin, il n'est pas rare de voir des femmes bien portantes, dont la grossesse et l'accouchement ont été normaux, avoir des seins qui ne se gonflent nullement à l'époque habituelle et qui n'ont pas une goutte de lait. Cette agalactie provient souvent de la désuétude de nourrir dans certaines familles. La fille dont la mère n'a jamais allaité manque de la faculté de nourrir.

L'atrophie du sein, qui est très préjudiciable à la santé, n'a quelquefois pas d'autre cause.

Galactorrhée. — La galactorrhée est caractérisée par une sécrétion exagérée du lait qui devient aqueux et coule constamment. Cet état survient chez les femmes lymphatiques qui sont molles et ont peu de vigueur. Le retour des règles peut le produire. Chez les nourrices le lait coule constamment, elles sont obligées de se garnir les seins ; peu à peu elles sont épuisées et tombent dans le marasme. En même temps, le nourrisson est bouffi, pâle, a des selles vertes.

Syphilis. — Ce n'est pas ici le lieu de décrire la syphilis de la nourrice : elle suit chez elle la règle générale, qui veut que toutes les fois que la syphilis est transmise par inoculation, il se produise un chancre induré au point d'implantation (généralement le sein). C'est par les éruptions syphilitiques de la bouche du nourrisson que se fait le mode de transmission.

Mortalité des nourrissons. — Société protectrice de l'enfance.

Depuis longtemps les médecins ont mis à nu la plaie de l'allaitement mercenaire, et ils ont signalé le danger qui résulte de l'inobservation des règlements dans les bureaux de nourrices, et surtout du défaut de surveillance des enfants emportés à la campagne, loin de leurs familles La médecine qui sait combien est grande la mortalité des enfants qui se trouvent dans ces conditions, a bien élevé la voix en faveur de ces pauvres petites victimes, de ce que Bouchut appelle l'*Infanticide légal*, en appelant sur elles l'attention des autorités. On a bien fait quelque chose, mais ce qu'on a fait ne saurait suffire : à cela qu'il y a-t-il d'étonnant ? Ne sait-on pas que c'est toujours avec une grande difficulté que les arrêts de la science passent dans les mœurs.

Parmi les hommes de talent qui ont pris à cœur cette question de la mortalité des nourrissons, le Dr Brochard a relevé une statistique bien propre à faire réfléchir les parents qui envoient leurs enfants à la campagne, et qui leur montre que si l'enfant confié à une nourrice étrangère n'est pas fatalement voué à la mort, il a du moins beaucoup de chances de succomber; il prouve en effet, avec chiffres à l'appui, que plus de cent mille enfants meurent chaque année en France, victimes de mauvais soins et du défaut de surveillance. L'attention des pouvoirs publics a été éveillée par cet état de choses : des mesures ont été prises, des visites mensuelles sont faites par un médecin spécial, mais, nous le répétons, tout ceci n'est qu'un semblant de surveillance. Cependant, c'est une amélioration et si peu accentué que soit le progrès, il nous permet d'espérer que cette impulsion aboutira prochainement à une réforme radicale.

La substitution d'enfants, le rachitisme, la consomption, la phtisie intestinale et la mort prématurée, telles sont les conséquences les plus fréquentes à l'allaitement mercenaire. Il était donc nécessaire de réagir contre ce mal moral et social, mal moral, si l'on considère que l'envoi en nourrice peut être un moyen déguisé d'infanticide, et un mal social, puisque la mort de tant d'enfants qui pourraient devenir des hommes, enlève à la patrie des forces qui pourraient lui être utiles.

Ce que l'on peut entreprendre pour le patronage des nourrices, l'initiative privée peut le faire. Voici comment, nous dit Bouchut :

« Une société de surveillance des nourrices par des dames, mères de famille, peut s'organiser dans le but : 1° de surveiller l'état des enfants envoyés en nourrice, et la conduite des femmes qui se chargent de les nourrir; 2° de récompenser les nourrices qui, dans un concours annuel départemental, pourraient montrer les plus beaux élèves ; pour cela, il faudrait correspondre avec les dames charitables, les maires ou les curés des pays où sont envoyés les enfants, de façon à savoir ce que font les nourrice du petit être qui leur a été confié et ce que devient cet enfant loin de la surveillance maternelle. Un peu plus tard, quand l'enfant serait élevé, on le comparerait à d'autres, et le plus fort rapporterait à sa nourrice une prime de 500 ou 1,000 francs, décernée par la société protectrice, aidée en cela par la société privée qui vient si largement en aide aux bonnes œuvres. Avec le dévouement et l'ardeur que les femmes apportent à faire le bien, en raison de leur nature aimante, douce et sensible, nul doute qu'elles réussissent là où les médecins et les philanthropes ont échoué ; qu'elles prennent en main la cause de l'enfance, et la mortalité des nourrissons diminuera. C'est à la femme que revient la mission de protéger l'enfant au berceau pour l'arracher à la mort qui le menace, et tant de souvenirs s'éveillent en elle à la vue d'un nouveau-né, qu'elle est le meilleur soutien des œuvres de la maternité. Il n'y a qu'elle pour savoir comprendre les besoins de l'enfance, pour deviner ce qui lui est utile, et attirées par les cris d'un nouveau né qui ne leur est rien par le sang, il y en a bien peu parmi elles qui ne ressentent les tressaillements d'une mère ».

« Mais s'il est difficile de créer d'un seul coup, à Paris, une société de surveillance des nourrices, se mettant en rapport avec les âmes charitables de la campagne où habitent les nourrices, il serait possible à une *Société maternelle*, déjà instituée, d'étendre ses attributions à l'enfance. On connaît à Paris plusieurs sociétés qui se sont fondées dans le but de secourir les malheureuses filles victimes de leur inconduite et qu'un état de grossesse rend si misérables, qu'elles peuvent tomber dans le désespoir et de là en venir au suicide ou à l'infanticide. Est-ce qu'une de ces sociétés maternelles, ayant pour mission de soutenir le courage des mères coupables, ne pourrait pas encore, une fois l'œuvre de la maternité finie, étendre ses bienfaits à l'enfant de la malheureuse assistée, et, d'une manière générale, à tous les enfants que les parents sont obligés d'envoyer en nourrice ? Quand une société dure depuis un certain nombre d'années et n'a plus qu'à s'étendre pour chercher de nouvelles adhésions et des correspondants de province, la tâche proposée est facile à remplir et n'a rien d'irréalisable. Dieu veuille que ces lignes soient lues et appréciées

comme elles le méritent par une femme
de cœur, appartenant à l'une de ces sociétés de bienfaisance! Si cela peut être,
nous verrons se créer une association
nouvelle pour le patronage des nourrices, pour la conservation des enfants et
pour l'institution de concours destinés
à encourager l'œuvre d'éducation physique des enfants, comme cela se pratique
en quelques localités de l'Amérique du
Nord. Tant que cela n'aura pas eu lieu
les nouveau-nés continueront, comme
par le passé, à mourir pour le profit des
nourrices, au détriment de l'Etat et au
grand chagrin des bonnes mères. »

Ces vœux ont été entendus, et nous
possédons à présent une société protectrice de l'Enfance, qui a réalisé ce pro-
gramme, et un service médical pour la
protection des enfants du premier âge
commence à bien fonctionner. Cette œuvre philanthropique a donc pour objet
de remettre en honneur l'allaitement
maternel, de protéger les enfants aban-
donnés aux nourrices loin de leurs parents. Elle poursuit son but en donnant
des récompenses, en fournissant aux
parents tous les renseignements désira-

bles, en leur communiquant les bulletins des médecins inspecteurs; depuis son institution, la mortalité des nourrissons s'est abaissée de quinze pour cent.

Malheureusement, la société protectrice s'est heurtée contre de nouveaux obstacles, d'abord de la part des bureaux de nourrices, qui sont des entreprises particulières, et ensuite, devinez de qui : de la part de certains parents qui n'ont répondu à cette sollicitude excessive que par de l'indifférence. Pendant trois ans, la société a fait surveiller des enfants en nourrice. Chaque fois qu'elle recevait d'un médecin inspecteur de mauvaises nouvelles d'un nourrisson, elle prévenait, au moyen d'une circulaire affranchie, la famille intéressée. Eh bien, veut-on savoir, nous dit Donné, combien de parents répondaient à l'appel? Tout au plus dix sur cent. L'indifférence de certains parents est telle que non seulement ils ne visitent jamais leurs enfants, mais que souvent la mémoire leur fait défaut au point d'oublier de payer les mois de nourrice.

Heureusement, la Société protectrice est là et, gardienne vigilante de ces pauvres petits êtres, elle poursuivra son œuvre sans faillir un instant à sa noble mission.

Allaitement artificiel. — Biberon.

Lorsque le sein d'une mère ou d'une nourrice fait défaut, l'enfant est alimenté au moyen d'un verre ou du biberon.

Le lait de vache est l'aliment dont on fait le plus ordinairement usage. Le lait doit être donné cuit et ayant bouilli (nous dirons plus tard pourquoi), avec un peu d'eau sucrée chaude ; cette alimentation suffit pour les premiers mois, mais vers cinq mois, il est nécessaire de lui adjoindre des bouillies claires et faites avec de la mie de pain ou de la farine de froment, qui est bien supérieure à la fécule, à l'arrow-root, au racahout, etc., qui sont employés de même dans l'alimentation des enfants. Petit à petit, on donnera une nourriture plus substantielle, en ajoutant à ces aliments des panades faites avec du beurre, du pain et des œufs, du jus de viande dans du bouillon, et continuer ce régime jusqu'au sevrage.

Le biberon est une bouteille pouvant contenir 150 à 200 grammes de liquide, terminé par un embout particulier qui porte un mamelon artificiel et destiné à l'allaitement des jeunes enfants. Dans beaucoup de campagnes, on se sert encore aujourd'hui de la cuillère ou du verre ; c'est l'allaitement dit au *petit pot*, dans lequel l'enfant boit comme tout le monde au lieu d'aspirer le liquide par succion, comme chez les mammifères. C'est pour cela qu'on a adopté le biberon, mode de l'allaitement maternel, l'enfant suçant son extrémité comme s'il suçait le sein de sa mère.

Les biberons ordinaires du commerce sont fermés d'un bouchon de liège surmonté d'une virole en buis ; ce bouchon est percé d'un canal que traverse à frottement un tube de verre, plongeant jusqu'au fond du récipient et recourbé supérieurement a angle obtus au-dessus du du bouchon; à cette extrémité s'adapte un anneau en buis auquel est fixé le mamelon en tétine de vache.

Différentes modifications ont été apportées à ce type du biberon. Dans le biberon Thiers, l'extrémité supérieure de l'embout, qui sert de bouchon et qui ferme le récipient, est surmonté d'une sphère supportant latéralement un tube en caoutchouc se terminant par le mamelon ; un tube de verre rejoint le tube en caoutchouc à travers l'embout et plonge jusque dans les parties inférieures du vase dont les dernières gouttes peuvent ainsi être aspirées dans le tube ; en outre, le support élastique du mamelon permet à l'enfant de faire différents mouvements sans cesser la succion.

Mathieu a imaginé une modification pour graduer l'arrivée du liquide : l'extrémité, inférieure de l'embout forme un tube creux, entouré d'un pas de vis. Ce tube est percé de trois trous à son extrémité un chapeau en forme de dé peut être vissé sur lui. Selon que ce chapeau est vissé plus ou moins haut, il obture un ou deux trous, et le liquide monte en plus ou moins grande quantité.

Quelle que soit leur configuration, ces appareils réclament une grande propreté. S'il séjourne soit dans le bouchon, soit dans la bouteille, soit dans les tubes tant soit peu de lait, celui-ci s'aigrit et altère le lait nouveau. Ils seront donc démontés et lavés chaque fois qu'on voudra s'en servir.

Mais outre ces inconvénients matériels, il y en a d'autres bien plus graves, signalés par tous les auteurs, c'est que presque tous les sujets débiles nourris au biberon succombent dans les premiers jours qui suivent la naissance, tandis que ceux qui sont allaités par leur mère ou une nourrice résistent davantage et ne subissent qu'accidentellement et plus tard les influences qui entraînent la mort des enfants dans le cours de la première année.

Faut-il donner du lait cru ou cuit?

Dans les grandes villes, on ignore la provenance du lait, de telle sorte qu'on ne peut savoir s'il provient de vaches phtisiques.

Dans le doute, il sera donc préférable de le faire cui e; d'ailleurs le lait cuit est d'une digestion facile, certains enfants ne peuvent pas supporter le lait cru, le rejettent à l'état de fromage et conservent très bien le lait cuit. En outre, la cuisson le met à l'abri de la fermentation et détruit les microbes qui peuvent s'y trouver; l'été surtout, la cuisson est de toute nécessité si l'on ne veut pas exposer l'enfant à des diarrhées mortelles.

De plus, il est définitivement prouvé aujourd'hui que la phtisie pulmonaire se transmet par l'alimentation. Les expériences de Villemin ne laissent aucun doute à ce sujet ; il a nourri des cochons d'Inde avec du pain trempé dans des crachats de phtisiques, l'autopsie a démontré que les intestins de ces animaux étaient remplis de tubercules. Il existe de même des observations de vaches atteintes de fièvre typhoïde et qui ont communiqué cette maladie. Bollinguer enfin, cité par Bouchut, a découvert dans la glande mammaire et le lait d'une vache phtisique, le bacille de la tuberculose; des inoculations faites à un cochon d'Inde avec ce lait, le rendirent phtisique. D'autres expériences qu'il fit plus tard levèrent tous les doutes possibles; il rendit des veaux phtisiques en les nourrissant avec du lait de vaches phtisiques.

Devant de pareils résultats, la cuisson du lait s'impose d'elle-même. Ce n'est pas à dire pour cela qu'on ne doive pas prendre de lait cru, si on connaît la vache et si elle est saine. Mais tel n'est pas le cas de nos grandes villes, où l'on est exposé sans cesse à s'inoculer les germes infectieux de la tuberculose.

Régime de l'enfant

L'enfant doit-il prendre autre chose que du lait jusqu'à six mois ?

L'enfant ne doit pas prendre autre chose que le lait de sa nourrice jusqu'à six mois ; si cette dernière n'en a pas suffisamment, il faut y ajouter une certaine dose de lait de vache ; on choisira de préférence le lait de première *traite*, c'est-à-dire la première portion que l'on obtient en trayant une vache ; c'est celui qui convient le mieux et qui présente les qualités les plus favorables pour suppléer au défaut de lait de la nourrice.

Inconvénient de donner à manger trop tôt

Les organes de la digestion étant ceux qui s'affectent le plus facilement chez les enfants, leur intégrité ou leur dérangement dépend le plus souvent du régime auquel ces enfants sont soumis, car rien ne les prédispose plus aux mauvaises digestions, qu'une nourriture disproportionnée à leurs facultés digestives ; si les diarrhées reconnaissent souvent pour cause la mauvaise qualité du lait, elles sont aussi la conséquence d'une alimentation trop copieuse.

Si ce n'est pas le tube digestif qui souffre de cet excès de nourriture, c'est la peau qui se trouve atteinte et qui est alors le siège d'un développement considérable de gourme, affection peu dangereuse en vérité, mais qui fait le désespoir des parents.

Ce n'est donc que vers l'âge de six mois environ, qu'on pourra commencer à introduire dans l'alimentation des enfants, autre chose que le lait de leur nourrice et le lait de vache supplémentaire.

Des soupes et des potages: ordre et composition des repas. — Voici donc quel doit être, à peu près, le régime d'un enfant parvenu à l'âge de six mois et l'ordre dans lequel il sera bon de varier ou d'augmenter la nature et la quantité des aliments. On commencera à l'alimenter à l'aide de bouillies bien cuites, de potages féculents au lait, au bouillon ou au beurre. Les aliments gras, tels que la viande, doivent être interdits jusqu'à l'âge de dix ou douze mois, c'est-à-dire à la fin de l'allaitement, parce que ces substances sont trop difficiles à digérer chez les petits enfants.

On donnera d'abord un seul potage au milieu de la journée, qui consistera en cinq ou six cuillerées pour six mois ; à sept mois, on en donnera deux par jour, matin et soir, et à dix mois, on en donnera trois.

Ce potage sera fait de bouillie claire, bien cuite, composée d'une cuillerée à café de farine de froment et de lait; on pourra employer de même la farine d'avoine, la farine d'orge, la farine lactée, la crème de riz, le tapioca, l'arrow-root, le sagou, la semoule, le maïs, la fécule de pommes de terre, les biscotes, les croûtes de pain, etc., on passera de l'une à l'autre et on insistera de préférence sur d'une d'elles, suivant le goût et suivant l'état de l'enfant. Ainsi, on choisira de préférence la crème de riz, lorsque l'enfant paraîtra un peu relâché, la fécule de pomme de terre conviendra comme aliment léger, la farine de froment, au contraire, comme substance très nourrissante; mais dans tous les cas, il est bon de varier, d'alterner, le changement étant indispensable pour la santé de l'enfant.

Toutes ces fécules doivent être cuites au lait, à l'eau ou assaisonnées au beurre, au bouillon de poulet ou au bouillon ordinaire.

La farine d'avoine est un des meilleures, voici comment on l'emploie :

Deux cuillerées à café pour un verre de lait suffisent; on la délaye d'abord dans un peu d'eau froide et ensuite on la jette dans le lait bouillant. On y ajoute du sucre et du sel en certaine quantité et on fait cuire jusqu'à consistence de gelée molle.

Vers dix à douze mois, on pourra commencer à donner à l'enfant des croûtes de pain, des œufs, de la purée de pommes de terre, un os à sucer. Cet exercice de mâchoires l'amuse et a l'avantage de le disposer à manger des substances solides, en même temps qu'il favorise l'évolution des dents en comprimant leurs gencives.

On suivra donc ce régime avec exactitude, car, si l'on veut alimenter les enfants trop tôt avec autre chose que du lait, c'est-à-dire leur donner une alimentation prématurée, on les expose, nous le répétons, à des maladies graves du tube digestif, suivies de diarrhées rebelles et d'arrêt de développement des os, qui constitue le rachitisme. On estime à quatre-vingt-dix pour cent le chiffre de la mortalité des enfants par l'alimentation prématurée.

Faut-il donner du vin aux enfants?

On recommande l'usage de l'eau rougie sucrée dans le régime des enfants ; mélangée avec un peu de pain, elle constitue une espèce de soupe très nourrissante. C'est un aliment très fortifiant et qui peut être introduit dans leur mode de nourriture. Nous n'en dirons pas de même des pâtisseries dont on ne saurait trop défendre l'usage aux enfants : ce sont des aliments lourds, indigestes, qui produisent de la dyspepsie, des diarrhées et qui, à la longue, peuvent donner lieu à des affections gastro-intestinales, qui entraînent souvent la mort de l'enfant.

A propos de l'allaitement des nouveau-nés

La société de médecine pratique avait soumis, il y a quelque temps, à sa commission spéciale, la discussion des *Conseils pratiques à donner aux jeunes mères*. Voici le résumé de ces conseils :

1º Lorsqu'une mère est reconnue apte à allaiter son enfant, on doit la laisser reposer quatre ou cinq heures, avant de présenter le sein à ce dernier.

2º Il est indispensable de régler le plus tôt possible les heures des repas de l'enfant.

3º Pendant le jour, il convient de

mettre, entre chaque tétée, un intervalle qui ne soit pas moindre de deux heures, ni supérieur à trois.

4° On doit, autant que possible, accoutumer de bonne heure l'enfant à ne pas prendre le sein pendant la nuit ; six ou huit heures d'un sommeil non interrompu et véritablement réparateur étant nécessaire à la mère.

5° On doit dans un même repas offrir les deux seins à l'enfant, et si l'on observe qu'il ait une préférence marquée pour l'un d'eux, il faut lui présenter l'autre le premier.

6° Dans les cas d'insuffisance de lait de la mère, on est forcé d'avoir recours à l'allaitement mixte, c'est-à-dire aux allaitements maternel et artificiel combinés ensemble.

7° Le lait fraîchement trait est toujours préférable au lait bouilli, sauf dans les cas signalés précédemment, et on ne doit y ajouter aucune substance étrangère.

8° Pendant les huit premiers jours, le lait doit être coupé, par moitié, d'eau pure ; par tiers, pendant le restant du premier mois, et on essaiera de le donner pur à partir du troisième.

9° Quelle que soit la proportion du mélange, il est important de ne le sucrer que très légèrement et de ne le préparer qu'au moment de le donner. Il doit être chauffé au bain-marie à la température de 37 degrés centigrades.

10° L'immixtion de toute préparation narcotique (eau de pavot, sirop calmant, etc., etc.) est essentiellement dangereuse.

11° Jusqu'à la sortie des premières dents, le lait doit rester le principal aliment des enfants.

12° A partir du septième mois, si le lait de la mère est insuffisant, on peut, concurremment avec le sein, donner à l'enfant des bouillies claires faites avec des substances féculentes que le médecin ordonnera. Ces préparations ne devront avoir pour base que le lait et seront toujours peu salées ou peu sucrées.

13° Cependant, si le septième mois

tombait à l'époque d'une évolution dentaire ou dans les mois de chaleur (du milieu de juin au milieu de septembre), il faudrait attendre.

14º Les suçons, sortes de sachets contenant le plus souvent de la mie de pain et du sucre, parfois même des substances narcotiques, qu'on a la coutume de placer dans la bouche des enfants pour apaiser leurs cris, constituant un moyen dangereux, qui doit être absolument proscrit.

15º Si, contrairement aux conseils ci-dessus, l'enfant était élevé au moyen de l'allaitement artificiel, il faudrait suivre les mêmes règles que pour l'allaitement maternel.

16º En outre, aussitôt après chaque repas, les instruments qui viennent de servir seront soigneusement nettoyés et lavés, d'abord à l'eau chaude, puis à l'eau froide.

17º La quantité de lait, à chaque tétée, doit être de 80 grammes environ.

18º La pesée constitue le moyen le plus

certain de s'assurer des bonnes conditions de l'allaitement.

19º Le sevrage ne doit être opéré que du douzième au dix-huitième mois et jamais sans l'ordre du médecin. Il faut choisir une des époques de repos dans l'évolution des dents, et éviter, autant que possible, le moment des grandes chaleurs (du milieu de juin au milieu de septembre).

20º Lorsqu'une mère est obligée de placer son enfant en nourrice loin d'elle, elle doit, pour faire surveiller la nourrice, s'adresser aux sociétés protectrices de l'enfance, et le recommander directement au médecin inspecteur.

21º Le médecin devra rester seul juge des cas où l'on pourra déroger à l'une des prescriptions ci-dessous :

A ces conseils, nous devons en ajouter quelques autres qui ont été formulés par l'Académie de médecine.

Chaque matin, la toilette de l'enfant doit être faite avant la mise au sein ou le repas.

Cette toilette doit se composer : 1° du lavage du corps et surtout des organes génitaux, qui doivent être tenus propres ; du lavage de la tête, sur laquelle il ne faut pas laisser accumuler la crasse ou les croûtes ; 2° du changement de linge. La bande du ventre doit être maintenue pendant le premier mois.

Il faut rejeter absolument l'usage du maillot complet, qui enveloppe et serre ensemble les membres et le corps ; car, plus l'enfant a de liberté dans les mouvements, plus il devient robuste et bien conformé.

L'enfant doit être vêtu plus ou moins chaudement, selon les pays qu'il habite et selon les saisons ; mais il faut toujours le préserver avec soin du froid et des excès de chaleur, soit au dehors, soit dans l'intérieur des habitations, dans lesquelles, cependant, l'air doit être suffisamment renouvelé.

Il n'est pas prudent de sortir l'enfant avant le quinzième jour, à moins que la température ne soit très douce.

Il est très dangereux de coucher l'enfant dans le même lit que sa mère ou sa nourrice.

Il ne faut pas trop se hâter de faire

marcher l'enfant ; on doit le laisser se traîner à terre et se relever seul ; il faut donc rejeter l'usage des chariots, paniers, etc.

On ne doit jamais laisser sans soins, chez l'enfant les moindres indispositions (coliques, vomissements fréquents, toux, etc.) ; il faut appeler un médecin dès le début d'une maladie, si elle se prolonge au delà de vingt-quatre heures.

En cas de grossesse présumée, toute mère ou nourrice doit cesser immédiatement de donner le sein, sous peine de compromettre la vie ou la santé de l'enfant.

Il est indispensable de faire vacciner l'enfant dans les trois premiers mois qui suivent sa naissance, ou même dans les premières semaines, s'il règne une épidémie de petite vérole ; le vaccin est le seul préservatif de cette maladie.

Du Sevrage

On donne le nom de sevrage à ce changement dans l'alimentation de l'enfant, qui consiste à le priver du lait de sa nourrice pour lui donner une nourriture plus solide.

Ce moment est assez souvent critique, soit que ce passage à une alimentation nouvelle ait été trop brusque, soit qu'il ait été fait dans de mauvaises conditions; c'est une période de transition qu'il importe de connaître pour être plus à même de la franchir sérieusement, aussi le sevrage est-il assujetti à des règles qui concernent la mère et l'enfant.

Du Sevrage au point de vue de l'enfant

Chez bon nombre d'enfants, le sevrage se fait tout seul; mais souvent aussi cette période de l'existence est signalée par des accidents qui prouvent la nécessité des précautions à prendre et des soins maternels surtout; c'est ce qui faisait dire à Brochard, que dans une première période la mère nourrit l'enfant de son sang; dans la seconde, de son lait; dans la troisième, de ses soins et de son affection.

Règles de sevrage. — Pour sevrer un enfant, il est de toute nécessité qu'il se porte bien. Il est inutile d'insister sur les signes qui caractérisent la santé de l'enfant : chairs dures, visage coloré, sommeil calme, bonnes digestions, pas de diarrhée, etc...

Quant à l'époque du sevrage, il n'y a rien d'absolu à cet égard, et on ne peut déterminer d'une manière précise l'âge auquel on doit la pratiquer. Elle varie suivant plusieurs conditions qui sont : 1° l'âge de l'enfant; 2° l'éruption de ses dents; 3° le moment de la marche; 4° la saison.

1° Age de l'enfant. — Le sevrage, dit Trousseau, ne saurait se faire en consultant l'almanach; ce n'est ni à neuf mois, ni à un an, ni à quinze mois, encore moins avant ces âges, qu'il faut poser les limites de l'allaitement.

Les Grecs, les Romains ne sevraient leurs enfants qu'à vingt-six mois. En France, autrefois, on attendait que la deuxième année fût accomplie.

D'après Trousseau, le plus ordinairement, c'est l'âge de dix-huit ou vingt mois, après l'apparition des canines, qui convient le mieux.

Pour Bouchut, à moins de circonstances spéciales, telles qu'une maladie grave de la mère ou de la nourrice, l'allaitement ne doit pas être interrompu avant l'âge de douze à dix-huit mois. Ce serait vouloir porter un grave préjudice à l'enfant que de le sevrer trop tôt : d'abord, parce que son développement éprouve un moment d'arrêt ; ensuite, parce que ses organes ne sont pas habitués à l'excitation des aliments qu'on pourra lui donner ; enfin, parce que, au moment de l'évolution dentaire, le sein est une grande consolation pour les enfants qui y trouvent un grand soulagement à leur souffrance. Il faut donc attendre que le travail de la dentition soit fort avancé ou presque terminé ; par conséquent, l'époque du sevrage doit être fixée à l'âge de douze ou dix-huit mois, et, comme Trousseau, Bouchut choisit toujours, pour ordonner le sevrage des enfants, l'un de ces moments de repos qui existent dans la sortie de leurs dents, et il ne supprime l'allaitement qu'après la sortie des dents canines.

Dans les pays chauds, on attend plus longtemps pour sevrer les enfants que dans les pays froids. Aussi, en France, au-dessous d'une ligne fictive, partant de Bordeaux et aboutissant à Grenoble, le sevrage prématuré est-il plus dange-

reux que dans les régions situées ar-
dessus.

2° Eruption dentaire : On se base,
pour le sevrage, sur l'éruption dentaire.

L'éruption des dents a lieu aux époques suivantes et dans un ordre déter-
miné :

La première incisive inférieure appa-
rait vers le sixième ou huitième mois,
bientôt suivie de la seconde. Un mois et
demi après, apparaissent deux incisives
semblables à la mâchoire supérieure, et
ensuite les incisives latérales inférieures.
Deux mois après, on voit les deux incisives latérales supérieures et les premières molaires, deux à chaque mâchoire. Deux mois plus tard, les canines
se montrent. Trois mois après, les quatre
dernières molaires.

On peut donc, au point de vue de l'évolution dentaire, considérer *cinq groupes*
séparés par *quatre intervalles* pendant
lesquels le travail de la dentition est suspendu.

Il faut pour le sevrage, choisir un de
es intervalles.

Voici, d'après Delore, l'époque approximative de ces groupes :

1er groupe,		deux incisives médianes inférieures	7e mois.
—		quatre incisives supérieures . . .	10e —
3e	—	deux incisives latérales inférieures et quatre petites molaires . .	13e —
4e	—	canines	16e —
5e	—	quatre grosses molaires	20e —

Voici, par conséquent, l'époque des intervalles :

Le 1er interv. compr. le	8e et le 9e mois.
Le 2e	—	—	11e et le 12e —
Le 3e	—	—	14e et le 15e —
Le 4e	—	—	17e, 18e et 19e —

Quant à l'intervalle le plus favorable pour sevrer l'enfant, on se rappellera que c'est le quatrième, celui qui suit l'éruption des canines ; il faudra donc attendre jusqu'au dix-septième mois.

C'est donc le conseil que nous donnons aux mères, quand l'allaitement se fait dans des conditions normales.

Si on insiste autant pour ne pas sevrer les enfants pendant l'évolution des dents, c'est qu'à ce moment les fonctions digestives ne se font pas bien et que le moment est, par conséquent, mal choisi pour changer le régime.

3o Epoque de la marche : C'est à un an qu'un enfant bien portant commence à marcher. L'exercice qu'il fait et le développement musculaire qui s'en suit, augmente l'activité des fonctions digestives ; il sera donc nécessaire, à ce moment, d'ajouter à son régime lacté des aliments plus substentiels, qui prépareront l'enfant au sevrage.

4° Saison : On tient compte aussi, dans le sevrage, de l'époque de l'année. L'époque la plus favorable est le printemps et l'automne ; l'été, avec ses diarrhées infantiles ; l'hiver, avec son cortège de maladies des voies respiratoires, sont deux saisons défavorables pour le sevrage.

Précautions avant le sevrage. — 1º Sevrage progressif : Le sevrage doit être préparé de longue date. Vers l'âge de sept à huit mois, on habituera l'enfant à prendre d'autres aliments que le lait de sa mère; on donnera la préférence aux aliments féculents qui se rapprochent le plus de la composition du lait. Nous avons dit précédemment de quelle façon il faut les leur donner et en quelle quantité; quant à l'époque à laquelle il faut ajouter à ce régime une autre nourriture, elle varie avec la valeur digestive de l'enfant et la quantité de lait de la mère. Tous les repas seront donnés régulièrement et aux mêmes heures, et, de la sorte, ses digestions se feront de plus en plus facilement, et son estomac recevra une nourriture solide dans de meilleures conditions.

2º Sevrage brusque : C'est un procédé dangereux pour l'enfant qu'on expose à des affections gastro-intestinales graves, et pour la nourrice chez laquelle la brusque cessation de l'allaitement amène l'engorgement des seins et des abcès consécutifs.

Choix de l'aliment. — L'époque du sevrage arrivée, on procèdera avec beaucoup de précautions en habituant petit à petit l'estomac à supporter les aliments substantiels. On donnera les féculents, les œufs; on ne donnera jamais de viande avant dix-huit à vingt mois. On fera sucer des viandes blanches, du poulet, du veau; les viandes noires ne seront données que beaucoup plus tard. On proscrira les viandes fumées, les épices, le gibier, les légumes et les fruits indigestes.

Sevrage prématuré et sevrage tardif. — Le sevrage prématuré est *involontaire* ou *intéressé.*

Le sevrage intéressé est une véritable calamité, c'est souvent un mode déguisé d'*infanticide légal;* certaines femmes, pour se placer comme nourrice, confient leur enfant à des nourrices mercenaires; d'autres, pour s'éviter les ennuis de l'allaitement, les nourrissent au biberon d'abord, et au bout de deux ou trois mois, commencent à les faire manger.

Il en résulte une mortalité considérable.

Le sevrage involontaire est celui qui s'impose parfois à la suite de circonstances inattendues ; il entraîne souvent chez l'enfant l'impossibilité de prendre le sein d'une autre nourrice. Il est dû, souvent aussi, à la misère ; dans ces conditions, c'est alors de l'assistance publique qu'on doit attendre le salut de l'enfant.

En résumé, le sevrage prématuré est la principale cause de la mortalité des enfants. Notre devoir, à nous, médecins, est donc de le combattre de toutes nos forces.

Sevrage tardif. — Il est également pernicieux de prolonger trop longtemps l'allaitement, car on éprouve souvent de grandes difficultés pour l'interrompre et l'enfant peut souffrir de ne pas avoir une alimentation suffisante et assez substantielle pour son âge ; en outre, le travail de l'ossification peut s'arrêter, l'enfant devient pâle, ses chairs sont molles, comme soufflées, il perd sa vigueur, tout autant de symptômes graves qui peuvent, être le commencement d'affections sérieuses dont nous allons parler.

Accidents du sevrage. — 1° Mortalité plus grande : Le sevrage fait périr le sixième des enfants nouveau-nés et la dentition un autre sixième.

2° *Athrepsie* : C'est un état de débilitation profonde occasionnée par une alimentation vicieuse ; le seul traitement de cette affection est le sein d'une bonne nourrice.

3° *Entérite* : C'est l'inflammation de la membrane muqueuse du canal intestinal. Elle constitue l'accident le plus fréquent d'un sevrage intempestif.

4° *Rachitisme* : La plupart du temps, il apparaît à l'époque du sevrage ; l'enfant n'étant pas suffisamment préparé à une nouvelle nourriture, éprouve des modifications organiques profondes qui se caractérisent par le ramollissement des os.

La prophylaxie de cette affection si commune consiste dans l'allaitement naturel, suivi d'un sevrage exécuté dans les conditions indiquées plus haut.

Indications du sevrage. — En ce qui concerne la mère, le sevrage est indiqué quand elle ne peut continuer l'allaitement après huit ou dix mois; quand il survient des maladies graves, aiguës, ou chroniques, fièvre typhoïde, choléra, phtisie pulmonaire; quand il y a grossesse ou retour des époques coïncidant avec des troubles du côté de l'enfant; quand l'allaitement est une cause de débilitation profonde ou, enfin, quand la sécrétion lactée diminue.

Précautions nécessitées par le sevrage. — Quand le sevrage est progressif, la diminution du lait se fait parallèlement et aucun trouble n'est à redouter. S'il est brusque, il survient des engorgements des seins, des abcès, des congestions et enfin des maladies utérines fréquentes (métrites).

Aussitôt le sevrage effectué, on couvrira les seins, on donnera des purgatifs légers, des boissons diurétiques, etc..., la fameuse tisane de pervenche, si l'on ne veut pas encourir la responsabité de tous les accidents futurs!

TABLE DES MATIÈRES

CATALOGUE
DES DIVERSES
PUBLICATIONS SCIENTIFIQUES

LA MÉDECINE UNIVERSELLE

JOURNAL HEBDOMADAIRE ILLUSTRÉ

16 pages de texte avec des gravures inédite

dans chaque numéro

10 centimes le Numéro

2 Numéros par semaine

Sujets traités dans le journal : la **Géné**ration, l'**Onanisme**, les **Maladies véné**riennes, la **Stérilité**, l'**Impuissance**, etc. le **Choléra**, le **Croup**, la **Fièvre typhoïde** la **Phtisie**, etc., etc.

LE PREMIER NUMÉRO EST GRATIS

On peut se procurer tous les numéros parus

L'AMOUR CONJUGAL

PAR

Le Dr Michel VILLEMONT

50 centimes la Série

L'ouvrage comprend 26 séries que l'on peut acheter ensemble ou séparément ou en un volume du prix de 13 francs.

L'ouvrage n'est vendu que sous couvertures fermées.

Chaque série contient une gravure hors texte.

La publication en livraisons de cet ouvrage a été interdite

PREMIER NUMÉRO : 10 CENTIMES

Les Secrets de la Génération

PAR

Le Dr Michel VILLEMONT

Cet ouvrage est vendu en livraisons à 10 centimes et en séries à 50 centimes. Une collection de gravures hors texte est vendue séparément.

La Ceinture de Chasteté

GRAND ROMAN

DE MŒURS CONTEMPORAINES

PAR

X*** X***

Cet ouvrage a été poursuivi en police correctionnelle en 1884.

10 CENTIMES LA LIVRAISON

50 CENTIMES LA SÉRIE

Un Volume de plus de 400 pages

PRIX : 6 FRANCS

PHYSIOLOGIE SEXUELLE

DE

L'HOMME et de la FEMME

PAR

le Dʳ Th. DEBRAY

Complet en *40 séries* à *50 centimes.*
Chaque série contient une gravure hors texte *en couleurs.*

PREMIER NUMÉRO : 10 CENTIMES

On peut se procurer l'ouvrage par séries ou en un volume du prix de *20 francs.*

40 gravures hors texte

LES ORGANES GÉNITAUX

et leurs fonctions

PAR

le Docteur Th. DEBRAY

Cet ouvrage comprend 40 séries à *50 centimes*, vendues sous couvertures fermées. Chaque série renferme une gravure hors texte, *en couleur*, qui ne peut être séparée de l'ouvrage, ni mise à l'étalage.

On peut se procurer l'ouvrage par séries ou en volume, au prix de *20 francs*.

PREMIER NUMÉRO, PAR EXCEPTION, 10 CENT.

L'AMOUR DANS LE MARIAGE

PAR

le Dr Michel VILLEMONT

Cet ouvrage n'est vendu que par séries, à *50 centimes*, sous couvertures fermées. Gravure hors texte dans chaque série.

PREMIER NUMÉRO, PAR EXCEPTION. 10 CENT.

L'ÉDUCATION

RECUEIL D'INSTRUCTION POPULAIRE

Contenant dans chaque numéro des Cours d'*Anglais*, d'*Allemand*, de *Mathématiques* et de *Comptabilité*.

PAR

MM. FEUILLIÉ, professeur agrégé d'allemand au Lycée Janson de Sailly.

FOUGERON, professeur agrégé d'anglais au Collège Rollin.

BUISSON, professeur agrégé de mathématiques à l'Ecole J.-B. Say.

CLAPERON, professeur de comptabilité à l'Ecole des Hautes Etudes commerciales, à l'Ecole coloniale, à l'Ecole J.-B. Say, au Collège Chaptal.

Les Cours peuvent être séparés et former des volumes indépendants les uns des autres ; ces Cours finis seront suivis d'autres Cours.

---

50 CENTIMES LE NUMÉRO

Numéro spécimen : 10 Centimes

AVEC DÉTAILS POUR LA SOUSCRIPTION

D'ARTAGNAN

GRAND ROMAN HISTORIQUE

Complétant la période de la vie du célèbre mousquetaire, qui s'étend entre la *Jeunesse des Mousquetaires* et *Vingt ans après*, d'Alexandre Dumas.

PAR

Paul MAHALIN

10 Centimes la Livraison

50 Centimes la Série

Un volume de 400 pages orné de magnifiques Gravures

PRIX : 5 FRANCS

Maisons-Laffitte. — Imprimerie J. Lucotte.